# MINERALIEN UND SPURENELEMENTE

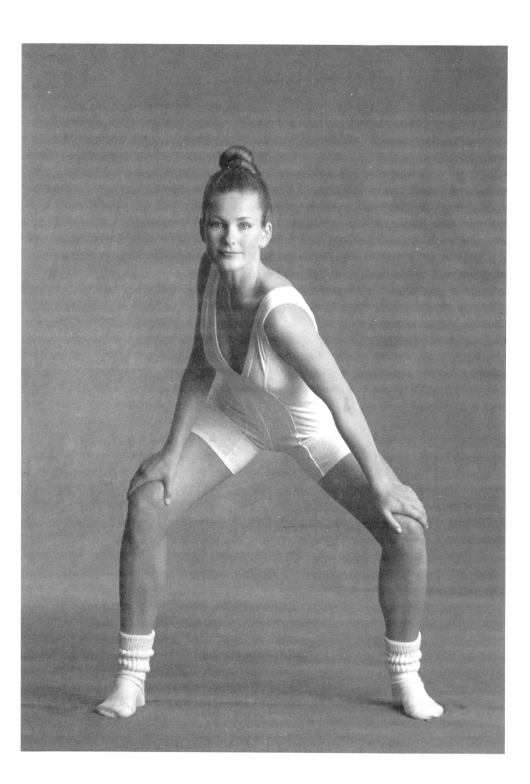

Klaus Oberbeil

# MINERALIEN UND SPURENELEMENTE

Leistungssteigerung, Attraktivität
und Glücksgefühle durch
Mineralien und Spurenelemente

SÜDWEST

# Inhalt

**Vorwort**     8

**Die sieben Mineralstoffe halten Leib und Seele zusammen**     12

## Kalzium – Mineral mit zwei Gesichtern     13
Die beschwerliche Reise zu den Körperzellen     17
Knochen – unsere ewige Baustelle     20
Nerven-Kalzium – das ganz andere Mineral     21

## Phosphor – das vielseitige Mineral     23
So gelangt Phosphor zu den Körperzellen     26
Warum Phosphor für unser Lebensglück so wichtig ist     28

## Magnesium – Keimzelle allen Lebens     30
Das fleißige Lieschen im Stoffwechsel     32

## Natrium – Salz in unserem Körper     37
Wie Natrium in unserem Körper wirkt     39

## Kalium macht die Zellen naß     41
Das Problem Salz     43
Wie Kalium unserer Seele hilft     44

## Das Chlor in unserem Körperwasser     45

## Schwefel hält uns jung und schön     47
Stoffwechsel – ohne Schwefel geht nicht viel     49

**Was ein paar Gramm Spurenelemente im Körper bewirken**     52

## Eisen läßt die Zellen atmen     53
Wichtig ist die Kombination der Nahrungsmittel     57
Eisen hat viele Jobs im Stoffwechsel     58

## Zink – Tausendsassa im Stoffwechsel — 59
Warum wir fast alle an Zink-Mangel leiden — 59
Zink für Libido und Orgasmus — 64

## Mangan – klein, aber oho! — 66
Manche mögen's heiß — 66
Mangan für Ruhe – und Spaß am Sex — 67
Der Mangan-Motor in unseren Zellen — 68

## Jod – das Biowunder — 72
Lebensfreude aus der Schilddrüse — 73
Was Jod in den Körperzellen bewirkt — 75

## Unsere Nerven lieben Chrom — 79
Das Chrom-Geheimnis — 80
Chrom und Diabetes — 81

## Selen – Schutzengel unserer Körperzellen — 85
Fleißarbeit im Immunsystem — 88

## Kupfer glänzt auch in unserem Stoffwechsel — 91
Kupfer – der gute Freund in unserem Innern — 93
Zuviel Kupfer kann schädlich sein — 96

## Fluorid – der gute Freund unserer Knochen — 98

## Kobalt als Kern eines Vitamins — 101

## Warum Silizium für eine schöne Haut so wichtig ist — 103

## Molybdän als Lebensspender — 106

## Boron – Spurenelement mit Überraschungen — 108

## Warum unser Körper Nickel braucht — 111

Vanadium erregt die Neugier der Biochemiker ... 114
Die guten Seiten von Arsen ... 117
Lithium und das Geheimnis unserer Seele ... 120
Die »bösen« Spurenelemente – mehr Schaden als Nutzen ... 122

## Mineralstoffe machen jung, schlank und schön ... 136

### Jung, schlank und schön durch Mineralien ... 137
Die Haut ... 137
Das Haar ... 137
Die Augen ... 138
Die Zähne ... 139
Die Nägel ... 139
Das Stützgewebe (Kollagen, Bindegewebe) ... 140
Das Körpergewicht ... 140

### Fit und gesund durch Mineralien ... 141
Die Muskeln ... 141
Die Knochen ... 142
Der Kreislauf ... 143
Die Gelenke ... 143

### Froh und glücklich durch Mineralstoffe ... 144
Das vegetative Nervensystem ... 144
Gehirn und Konzentration ... 145
Glück, Kreativität, Optimismus ... 146
Libido, Potenz, Orgasmus ... 146

## Aufregend und faszinierend – die Welt der Mineralstoffe ... 148

### Was Mineralstoffe im Stoffwechsel bewirken ... 149
Zauberwelt der Ionen ... 149

| | |
|---|---|
| Besonders aktive Ionen | 151 |
| Wenn Mineralstoffe auf Reisen gehen | 153 |
| Wenn aus Mineralien Enzyme werden | 160 |
| Chelattherapie – die neue Mineralienkur | 162 |
| Mineralstoffe fürs Immunsystem | 167 |

## Alle Mineralstoffe auf einen Blick     172

## Mineraldepots aus der Natur     174
| | |
|---|---|
| Bierhefe | 174 |
| Melasse | 175 |
| Weizenkeim | 176 |
| Samen, Kerne, Nüsse, Sojaknabber | 177 |
| Frucht- und Gemüsesäfte | 179 |

## Mineralien – Power für junge Menschen     180

## Der Stoffwechsel älterer Menschen     183

# Anhang
| | |
|---|---|
| Register | 186 |
| Kleines Medizinlexikon | 188 |
| Literatur, Bildnachweis, Impressum | 192 |

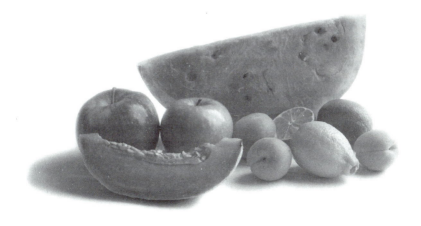

# Vorwort

Zink, Mangan, Chrom und Kupfer bringen die meisten von uns eher mit schnellen Autos in Verbindung als mit gesunder Ernährung. Phosphor, Molybdän und Nickel erinnern uns allenfalls an den Erdkundeunterricht in der Schule, als wir über die Rohstoffvorkommen der einzelnen Länder abgefragt wurden.

Doch all diese Stoffe haben nicht nur mit Abraumbaggern und der Schwerindustrie zu tun, mit immer härteren Werkzeugen und immer leichteren Großraumjets, sondern spielen auch in unserem Stoffwechsel eine bedeutende Rolle. Diese Salze, Metalle und Mineralien können uns – wenn sie dem Körper in ausgewogener Konzentration zugeführt werden – schön, glücklich, gesund und leistungsfähig erhalten. Mehr noch: Gäbe es sie nicht, würde kein Leben auf unserem Planeten existieren.

## *Die Entstehung der Mineralien und Spurenelemente*

*Die Entstehung menschlichen Lebens auf der Erde konnte nur mit Hilfe von Mineralstoffen und Spurenelementen vonstatten gehen.*

Beim ehrgeizigen Bemühen, den Menschen zu schaffen, mußte sich die Natur mit dem begnügen, was auf der Erdkruste und in den Meeren an Material vorhanden war: nämlich organische Stoffe, das sind chemische Verbindungen des Kohlenstoffs, die das Wesen der belebten Natur ausmachen, und anorganische Stoffe, das sind solche, die keinen Kohlenstoff enthalten und eher das Wesen der unbelebten Natur ausmachen. Zu denen zählen alle Mineralstoffe und Spurenelemente. In uns Menschen sind etwa 46 Mineralstoffe eingelagert; rund 30 davon gelten als lebensnotwendig – auf die anderen könnten wir möglicherweise verzichten (so ganz genau wissen das die Biochemiker noch nicht): sieben Mineralien (Kalzium, Phosphor, Natrium, Schwefel, Chlor, Kalium, Magnesium) und etwa 23 oder auch mehr Spurenelemente, die in unserem Körper nur in äußerst geringen Konzentrationen enthalten sind (alle Spurenelemente wie Eisen, Kupfer, Chrom usw. zusammen passen auf einen Teelöffel).

Im Laufe der Evolution haben sich alle diese Mineralstoffe in unserem Körper ganz schön breitgemacht. In Konkurrenz untereinander sind sie Bestandteile von Muskeln, Blut, Enzymen, Hormonen bzw. unserer

70 Billionen Körperzellen geworden. Sie haben sich unentbehrlich gemacht, und sie können einander auch nicht ersetzen.

Die Natur hat es in Jahrmilliarden so eingerichtet, daß wir mit der täglichen Nahrung Mineralien und Spurenelemente in uns hineinschaufeln und daß diese Biostoffe dann übers Blut zielstrebig ihren jeweiligen Arbeitsplatz ansteuern. Mineralstoffe sind also – neben Kohlenstoff, Sauerstoff, Wasserstoff und Stickstoff – wesentlicher oder überhaupt der einzige Bestandteil unseres Stoffwechsels.

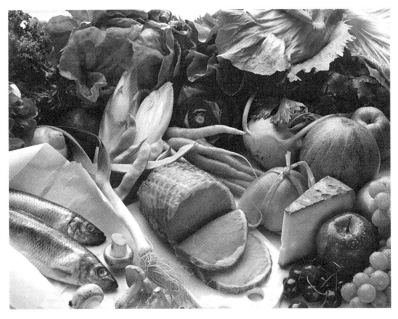

*Jugend und Gesundheit kommen von innen und sind unabhängig vom Alter und keinesfalls das Ergebnis von Kosmetik und Sonnenstudios. Die richtigen Lebensmittel sorgen dafür, daß wir uns fit und lebensfroh fühlen.*

Irgendwie ist dies alles freilich ein wenig gemein oder berechnend von der Natur. Sie verdammt uns nämlich auf diese Weise dazu, auch alle wichtigen Mineralstoffe mit der Nahrung aufzunehmen. Besser gesagt: Die Natur beherrscht uns mit ihrem Jahrmilliarden alten Programm. Wenn wir nur von einem einzigen Spurenelement zuwenig aufnehmen, führt dies unweigerlich zu Mangelerscheinungen, Befindlichkeitsstörungen, Beschwerden, Krankheiten oder gar zum Tod.

Diesem Programm kann keiner von uns entrinnen – selbst in 1000 Jahren nicht mit Hilfe aller Wissenschaften oder Medikamente.

*Vorwort*

Die technische Entwicklung geht von Jahr zu Jahr in einem immer rasenderen Tempo vonstatten, insbesondere im Bereich von Elektronik und Computertechnologie. Die medizinische Forschung hat diese Chance erkannt und nutzt sie auch reichlich. Ihr stehen seit wenigen Jahren ziemlich teure Analysegeräte zur Verfügung, mit denen man ein billionstel oder billiardstel Gramm von Blut und Gewebe untersuchen kann. Wie durch ein Schaufenster blicken Biochemiker heute mitten hinein in das aufregende Leben der Körperzellen mit ihren jeweils rund einer Million Einzelteilen.

Und siehe da – was beobachten sie zu ihrer und unserer Verblüffung? Mineralstoffe sind ja gar nicht nur totes Gestein. Kaum Bestandteil des Stoffwechsels geworden, werden sie plötzlich quicklebendig und wirken emsig an Billionen von chemischen Reaktionen im Organismus mit. Noch etwas anderes entdeckten Wissenschaftler durch ihre tollen elektronischen Lupen: wie eine Krankheit in der Nerven- oder Körperzelle entsteht – nur deshalb, weil z. B. ein paar winzigste Teilchen von Vanadium oder Schwefel fehlen.

Das phantastisch Neue daran: Es gibt jetzt, in der Mitte der 90er Jahre, völlig neue Einblicke in die Entstehung und Behandlung von Krankheiten und deshalb auch neue Hoffnung für viele Menschen, die krank sind oder unter Beschwerden leiden.

## *Viele Menschen sind nur deshalb krank, weil ihnen Mineralstoffe fehlen*

**Nicht nur die Menge an Mineralstoffen ist ausschlaggebend, sondern auch, wie und in welchem Verhältnis zueinander sie aufgenommen werden.**

Schuld ist häufig ein Mangel an Mineralstoffen. Oder aber auch ein Zuviel. Weil sich Mineralstoffe im Stoffwechsel immer auch gegenseitig ausbalancieren, sich untereinander die Waage halten (wie z. B. Kalzium und Phosphor), bedeutet ein Zuwenig eines solchen Stoffes gleichzeitig ein Zuviel des »Gegenminerals«. Ein interessantes Beispiel: Das im vollen Getreidekorn enthaltene Spurenelement Zink ist im Stoffwechsel Gegenspieler von Kupfer. Wenn wir zuwenig Vollkornprodukte essen, lagert sich zuviel überschüssiges Kupfer in Gehirn- und Nervenzellen ein, und wir werden unruhig, nervös, gereizt oder haben das Gefühl, »an die Decke springen zu müssen«.

Mehr Zink in der Nahrung – und das Problem löst sich von allein. Leider verschreiben unsere Ärzte in solchen Fällen immer noch chemisch hergestellte Psychopharmaka oder Neuroleptika, wo täglich zwei, drei Eßlöffel Vollkorn auf viel bessere und natürlichere Weise helfen würden.

Dieses Buch faßt erstmals die erstaunlichen und atemberaubenden Erkenntnisse der internationalen Mineralstofforschung zusammen, insbesondere aus berühmten Stoffwechselzentren der US-Hochschulen, aber auch aus Europa, Japan und anderen Teilen der Welt.

## *Stoffwechselrevolution – nichts für Laien?*

Viele dieser brandneuen wissenschaftlichen Entdeckungen und Erkenntnisse sind leider nur Fachleuten zugänglich. Der normale Erdenbürger, für dessen Gesundheit ja letzten Endes jährlich gewaltige Forschungsgelder in Höhe von weltweit rund 900 Milliarden Dollar ausgegeben werden, profitiert vom Boom der ultramodernen Stoffwechselrevolution noch viel zuwenig. Dafür gibt es zwei Gründe:

● Mächtige Pharmakonzerne halten Ergebnisse ihrer wissenschaftlichen Studien bewußt zurück, weil sie die investierten Riesenbeträge durch neu entwickelte Medikamente wieder hereinholen wollen.

● Die moderne Zellforschung und Biochemie vernetzen sich immer mehr mit Wissenschaften wie Gentechnik, Hormon- und Nervenforschung und werden dadurch für den interessierten Laien, aber auch für Ärzte immer komplizierter und schwerer verständlich.

**Die Vorgänge im Stoffwechsel sind spannend wie ein Krimi, und noch immer stehen Forscher vor Rätseln, die sie nur langsam nach und nach lösen können.**

Auf der Suche nach den letzten Geheimnissen des Lebens demonstriert die Natur ihren unerschöpflichen Reichtum, das geniale, vollkommene Netzwerk aus Eiweißstoffen, Vitaminen, Fettsäuren, Kohlenhydraten – und Mineralien. Je weiter Psychobiochemiker, Zellphysiologen, Biochemiker und Genforscher in das Wunderwerk der Zelle vordringen, desto mehr verblüfft uns die Natur mit der Preisgabe neuer Geheimnisse, aber auch mit weiteren Rätseln, die sie uns aufgibt. Immerhin: Sie verrät uns jetzt, was Mineralstoffe und Spurenelemente bewirken, im Körper und in der Psyche, also in unserer Seele. Was in der Wissenschaft unendlich kompliziert erscheint, erweist sich dabei in der Handschrift der Natur letztlich als äußerst simpel und einfach. So wird dieses Buch zum Ratgeber, den die Natur gewissermaßen selbst geschrieben hat. Und keinem Autor liegen Gesundheit, Fitneß, Vitalität und seelisches Glück mehr am Herzen.

*Klaus Oberbeil*

# Die sieben Mineralstoffe halten Leib und Seele zusammen

*Abgesehen vom Wasser, das bis zur Hälfte unseres Körpergewichts ausmachen kann (bei Babys und Kleinkindern noch mehr), bestehen wir Menschen hauptsächlich aus Eiweiß, das sich in unterschiedlicher Weise aus den Elementen Kohlenstoff, Sauerstoff, Wasserstoff Stickstoff sowie aus Schwefel zusammensetzt. Was unserem Körper aber Festigkeit verleiht, sind Mineralstoffe, speziell Kalzium und Phosphor, der »Zement« für unser Skelett, für Knochen und Zähne. Fünf weitere Mineralstoffe brauchen wir ebenfalls in größeren Mengen: Magnesium für Energiegewinnung, Bau von Enzymen und Nervenfunktionen, Natrium, Kalium und Chlor als Bestandteil von Körperflüssigkeiten sowie Schwefel vorwiegend als Gel und Gleitmittel in Knorpel, Bindegewebe und Haut.*

**Nicht alles können wir selbst in unserem Körper herstellen. Die sieben Mineralstoffe, die uns jung halten, müssen mit der Nahrung aufgenommen werden.**

*Ebenso wie die Spurenelemente sind Mineralstoffe Elemente, also einfachste Atombausteine der Natur; sie können deshalb von unserem Stoffwechsel nicht selbst hergestellt werden, müssen also unbedingt in unserer täglichen Nahrung enthalten sein. Die sieben Mineralstoffe machen insgesamt rund vier Prozent unseres Körpergewichts aus.*

# Kalzium – Mineral mit zwei Gesichtern

Daß ein Mineralstoff erstaunlich unterschiedliche Jobs im Stoffwechsel ausüben kann, demonstriert das Beispiel Kalzium, ein von Natur aus silbrigweißes, an der Luft anlaufendes Leichtmetall, das den Erdalkalien zugeordnet wird. Der u. a. beim Hausbau verwendete Kalk ist nichts anderes als eine Substanz aus Kalzium-Verbindungen. Andere Kalzium-Verbindungen (z. B. mit Kohlenstoff, Sauerstoff usw.) kennen wir als Marmor, Kreide oder Eierschalen. Kalzium gibt es in der Erdrinde in Hülle und Fülle. Es ist deshalb kein Wunder, daß dieses Element im Laufe der jahrmilliardenlangen Evolution der Natur auch in unseren Organismus »hineingewachsen« ist.

### *Baustoff für Knochen und Zähne*
Wenn der Erfinder des Weltalls nicht auch Kalzium über die Erdkugel gestreut hätte, hätten bei uns niemals Skelettiere und damit auch keine Menschen entstehen können.

Unser Körper enthält etwa 1,2 Kilogramm Kalzium, wovon 99 Prozent in den Knochen und auch in den Zähnen stecken und der Rest in allen lebenden Zellen. Die Knochen beziehen dieses Mineral aus unterschiedlichen, mehr oder weniger festen bzw. kristallinisierten Kalzium-Phosphat-Depots. Sie nehmen unablässig frisch übers Blut zugeführtes Kalzium auf und geben gleichzeitig »verbrauchtes« Kalzium wieder ab. Dieser Kalzium-Umsatz läuft Tag und Nacht, von früh bis spät auf Hochtouren. Dementsprechend sind unsere Knochen nie gleich kräftig, sie wechseln ihre Festigkeit von Stunde zu Stunde. Je nachdem, ob es sich um schwammiges Knochengewebe handelt (z. B. im Innern unserer Schulterblätter oder Gesichtsknochen) oder um extrem feste tragende Knochen (wie z. B. den Oberschenkelknochen), nehmen die knochenbildenden Zellen (Osteoblasten) mehr oder weniger viel Kalzium auf. Knochen setzen ihr gesamtes Kalzium etwa alle fünf bis sechs Jahre total neu um. Der Knochen, der am allermeisten Kalzium braucht und demnach auch verbraucht, ist der sogenannte Alveolarfortsatz, der am Kieferknochen sitzende Knochenbogen, in dem unsere Beißzähne sitzen. Ist ja auch ganz klar: Dieser Knochen muß von allen am festesten sein.

**Wenn dem Stoffwechsel Kalzium fehlt, holt er es sich zuerst aus dem Kiefer. Für die Diagnose von Osteoporose (Knochenschwund) schauen sich Orthopäden deshalb zuerst den Kiefer ihres Patienten an.**

*Mit gesunden Zähnen fühlen Sie sich nicht nur körperlich wohl, auch Ihre Ausstrahlung signalisiert freundliche Offenheit für Kontakte.*

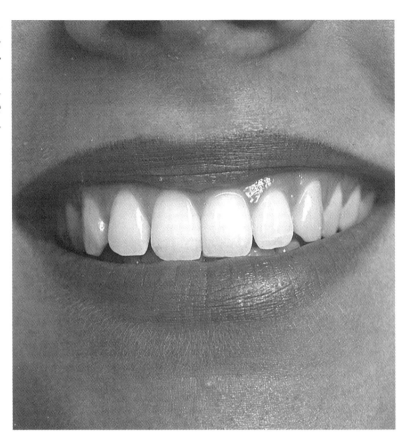

## *Nervenreizstoff für die gute Laune*

Kalzium wird aber nicht nur von Knochen und Zähnen gebraucht, sondern von allen lebenden Zellen. Gerade das eine Prozent Kalzium, das nicht in Knochen oder Zähnen steckt, erfüllt im Körper wichtige Aufgaben, vor allem beim »hochintelligenten« Zusammenspiel nervöser Reize innerhalb und außerhalb der Körperzellen, wovon unsere Stimmungen abhängen. Deshalb werden die Kalzium-Depots zwischen unseren vielen Billionen Zellen täglich 20- bis 30mal erneuert. Wenn hier, im Reich lebenswichtiger Funktionen, Kalzium fehlt, wird es unerbittlich aus Knochen abgezogen. Deshalb ist reichlich Kalzium in der täglichen Nahrung unerläßlich, damit es nicht zum Abbau von Knochenmasse (Osteoporose) kommt.

*Kalziumreiche Lebensmittel*

Die Großhandelsfirma, die das Kalzium aus Darm oder Knochen aufnimmt und an die Zellen verteilt, ist das Blut. Rund 100 000 Kilometer kleine, feine und allerfeinste Blutgefäße hat jeder Mensch, die stets mit einer bestimmten Konzentration Kalzium gesättigt sind. Am mikroskopisch zarten Übergang von Blutkapillare zu Zelle wechselt das lebenspendende Mineral aus dem Blut in den Zielort. Voraussetzung dafür ist eine stets nahezu gleichbleibende Kalzium-Konzentration im Blut von etwa zehn Milligramm pro Zehntelliter Blutserum (ungerinnbarer wäßriger Bestandteil des Blutes). Dieser Wert sichert hochkomplizierte nerven- und hormongesteuerte Vorgänge innerhalb und außerhalb der Zellen und ist seit Jahrmillionen Garant für die Entwicklung höherer Wesen auf der Erde. Ohne Kalzium könnte es auf der Welt kein bewegtes Leben geben, möglicherweise nicht einmal Pflanzen. An der sekundenweisen Kontrolle der Kalzium-Konzentration im Blutserum sind deshalb mindestens zwei Dutzend Hormone und Nervenpeptide beteiligt (z. B. Vitamin D, Parathormon, Calcitonin), außerdem die Nierenfilter, die täglich zwischen acht und neun Gramm Kalzium aus

**An die Zelle sind mikroskopisch dünne Blutkapillaren und Arteriolen angekoppelt. Sie bestehen nur noch aus einer einzigen Zellschicht, denn nur so können aus dem Blut lebenswichtige Mineralien wie Kalzium in die Zelle geschleust werden.**

## Kalzium in unseren Lebensmitteln

| Je 100 Gramm enthalten | Milligramm |
|---|---|
| Emmentaler Käse | 850 |
| Hüttenkäse, Camembert, Schafskäse, Gouda | 420 – 640 |
| Mandeln, Haselnüsse | 200 – 270 |
| Feigen | 180 |
| Joghurt | 120 – 240 |
| Eigelb | 130 |
| Vollmilch | 120 |
| Kohl, Spinat, Fenchel | 100 – 110 |
| Erbsen, Linsen, Bohnen | 55 – 108 |
| Schokolade | 100 |

Wenig Kalzium enthalten Fleisch, Fisch, Geflügel, Mehlprodukte, Kartoffeln, Früchte. Mehr als die Hälfte unserer täglichen Kalzium-Aufnahme stammt aus Milch oder Milchprodukten.

dem Blut aufnehmen und es normalerweise bis auf etwa 100 bis 200 Milligramm wieder ans Blut abgeben, je nachdem, wieviel von dem Mineral im Blutserum fehlt. Kalzium-Mangel führt von einer Fülle von Beschwerden bis hin zu schwersten psychischen und nervlichen Ausfallerscheinungen und Krankheiten.

## Wie entsteht Kalzium-Mangel?

- Durch kalziumarme Kost
- Durch ungenügende Kalzium-Aufnahme aus dem Darm
- Durch erhöhte Kalzium-Ausscheidung im Urin

*Haben Sie öfter Muskelschmerzen oder Parästhesien (Kribbeln) in den Gliedmaßen, dann können Verspannungen durchaus die Ursache sein. Aber Achtung: Die wenigsten Ärzte kommen auf den Gedanken, nach der Kalzium-Aufnahme durch die Nahrung zu fragen.*

## Wenn Kalzium fehlt – die Warnzeichen

**Es beginnt mit:**
- Muskelkrämpfen
- Kribbeln und Taubheitsgefühl in Armen und Beinen
- Gelenkschmerzen
- Zu niedrigem Puls

**Andere Beschwerden folgen:**
- Herzklopfen
- Zahnverfall
- Schlafstörungen
- Blutungen

**Schließlich kommt es zu:**
- Lähmungserscheinungen
- Fehlender Muskelkontrolle
- Angstzuständen
- Knochenbrüchen
- Zahnausfall
- Wachstumsstörungen bei Kindern

# Die beschwerliche Reise zu den Körperzellen

Das Mineral Kalzium hat viele Neider oder gar Feinde, wenn es darum geht, aus der Nahrung ins Blut zu gelangen. Viele Menschen meinen, sich ausreichend mit dem Knochenmineral zu versorgen, indem sie beispielsweise täglich Käse essen oder Milch trinken. In Wirklichkeit gelangt nicht selten nur ein Bruchteil des Nahrungs-Kalziums zu den Zellen.

Kaum erreicht das aus der Nahrung befreite Kalzium den Darm, wird es auch schon von bestimmten Substanzen liebevoll oder gar gierig gejagt. Zu diesen Substanzen zählen vor allem bestimmte Ballaststoffe und Pflanzensäuren in Vollkorngetreide, Früchten und Gemüse. Insbesondere die sehr sauren Oxalsäuren (Kleesäure) z.B. in Rhabarber, Mangold, Spinat oder Phytinsäuren (in Getreide) bilden mit Kalzium sowie mit Magnesium und Eisen unlösbare oder schwer lösbare Salze, die dann ebenfalls ausgeschieden werden. Wer morgens und abends nur noch Vollkornbrot und mittags Vollwertnudeln ißt, außerdem viel

**Im Darm ist Kalzium vielen Substanzen ausgesetzt, die das Mineral binden und damit unbrauchbar machen.**

## Kalzium-Tabletten allein sind oft sinnlos

Kalzium braucht ein saures Milieu, um in seine Ionen aufgelöst zu werden – ein wichtiger Vorgang für Transport und Bioverwertbarkeit des Mineralstoffs. Diese erste Trennung erfolgt im sauren Magensaft. Ab dem 40. Lebensjahr produzieren viele Menschen immer weniger Magensäure. Wenn sie beispielsweise ein Stück Käse essen, wird das darin enthaltene Kalzium oft nicht ausreichend aufgelöst.
Zweckmäßiger ist es, kalziumhaltige Lebensmittel zusammen mit einer größeren Hauptmahlzeit einzunehmen. Die Masse des Nahrungsbreis stimuliert nämlich die Produktion von mehr Magensäure, außerdem leert sich der Magen langsamer, Kalzium-Quellen werden auf diese Weise viel besser aufgeschlossen. Dementsprechend bringt es oft nicht viel, Kalzium-Tabletten mit Wasser zu schlucken. Große Mengen des Minerals werden so unaufgelöst aus dem Magen in den Darm gespült und ungenutzt ausgeschieden.

oxalsäurereiche Lebensmittel, entwickelt mit hoher Wahrscheinlichkeit eine negative Kalzium-Balance. Er nimmt also weniger Kalzium auf, als seine Knochen ans Blut abgeben. Besonders kalziumfeindlich ist Weizenkleie. In Kliniken wird Weizenkleie sogar therapeutisch bei der Behandlung der Hypercalcämie verabreicht, einer Stoffwechselstörung mit erhöhtem Kalzium-Blutspiegel. Andere Biosubstanzen hingegen halten Kalzium löslich, schützen das Mineral vor der Verbindung mit Pflanzensäuren. Dazu zählen Milchzucker (in Milch), bestimmte Fruchtsäuren (z.B. in Zitronen) sowie Kohlenhydrate (Glukose).

### Vorsicht bei zuviel Fleisch und Fisch!

*Zuviel Eiweiß in Form von Fleisch beispielsweise ist schädlich, denn dann wird permanent Kalzium ausgeschieden.*

Manche Menschen ernähren sich so katastrophal, daß man sich wundern muß, daß sie überhaupt noch auf zwei Beinen stehen, daß ihre Knochen nicht schon restlos verrottet sind. Wer z.B. zuviel Eiweiß zu sich nimmt (morgens, mittags, abends und sogar zu den Zwischenmahlzeiten Wurst, Schinken, Fleisch, Hähnchen, Krabben, Dosenfisch usw.), sorgt für ein stetiges und irgendwann verhängnisvolles Ausscheiden von Kalzium über den Urin – dies insbesondere dann, wenn zusätzlich viel Phosphat aufgenommen wird und die Kalzium-Phosphor-Balance stört.

## Zuviel Phosphat ist schädlich!

Phosphate sind Salze der Phosphorsäure und führen in konzentrierter Form zu einem Abbau von Kalzium aus der Knochenmasse. Besonders viel Phosphat ist in:
- Süßen Getränken (z.B. Cola)
- Fleisch
- Allen industriell verarbeiteten und verfeinerten Lebensmitteln, z.B.:
  Kondensmilch
  Pudding
  Eiererzeugnissen
  Bestimmten Käsesorten
  Backpulver
  Erzeugnissen aus Fleisch, Fisch und Geflügel

Ideal wäre es, ebensoviel Kalzium wie Phosphor einzunehmen; ein Phosphor-Kalzium-Verhältnis von 1,5 zu 1 kann der Stoffwechsel gerade noch verkraften. Wer viel Fleisch, Fertiggerichte und süße, kohlensäurehaltige Getränke zu sich nimmt, kommt leicht auf ein ganzes Gramm Extraphosphor pro Tag und somit auf ein Verhältnis von 2 zu 1 oder gar 2,5 zu 1.

## *Kaffee und Tee führen Kalzium ab*

Besonders schlimm wirkt sich dies für Frauen in und nach der Menopause (Zeitpunkt der letzten Regelblutung) aus. Sie nehmen altersbedingt weniger Kalzium im Darm auf und verlieren im Morgenurin oft hormonell bedingt viel Kalzium. Auch Coffein und Theophyllin (im Tee) fördern die Kalzium-Ausscheidung über Nieren und Urin und bringen bestimmte Hormone in Schwung. Sogenannte zweite Boten (second messengers, z. B. cAMP = zyklisches Adenosinmonophosphat), deren Aufgabe es ist, alle übers Gehirn zugeführten Befehle auszuführen und alle Zellaktionen blitzschnell bis in nahezu astronomische Größenordnungen zu multiplizieren, beteiligen sich an dem Vorgang. Auf diese Weise werden Milliarden Gewebshormone auf den Plan gerufen, die schließlich in den Nieren die Kalzium-Schleusen in den Urin öffnen, meistens allerdings erst nach der vierten oder fünften Tasse Tee oder Kaffee.

**Nicht mehr als zwei Tassen Kaffee oder Tee am Tag trinken, denn Coffein und Theophyllin fördern die Kalzium-Ausscheidung.**

## *Licht und Sonne für die Knochen*

Dem Mineral Kalzium wird der Weg ins Blut und zu den Körperzellen also – im Gegensatz zu anderen Nährstoffen – ganz schön schwergemacht. Auch Vitamin D spielt dabei eine Rolle, das Sonnen-Vitamin, das durch Einwirkung von UV-Strahlen in cholesterinhaltigen Hautzellen entsteht. Vitamin D aktiviert nämlich den Knochenbau – als Folge davon wird in der Darmschleimhaut mehr Kalzium-Nachschub angefordert. Wer nie ans Tageslicht oder in die Sonne geht, »verschenkt« möglicherweise viel Nahrungs-Kalzium. Kinder sind dabei viel besser dran, bei ihnen läuft dieser Mechanismus selbst im Dunkeln noch wie geschmiert. Ab dem 30. Lebensjahr aber brauchen Erwachsene das natürliche Licht für einen optimalen Kalzium-Umsatz. Täglich mindestens 20 Minuten lang in der Sonne oder wenigstens mittags im Tageslicht spazierengehen und dabei möglichst viel Haut den Lichtstrahlen aussetzen ist Pflicht (UV-Strahlen dringen allerdings auch durch leichte Kleidung).

*Nicht nur der Seele tut es gut, sich in der Sonne zu vergnügen. In unserem Körper aktiviert Vitamin D durch UV-Strahlen das Knochenwachstum, das wiederum einen vermehrten Kalzium-Bedarf auslöst.*

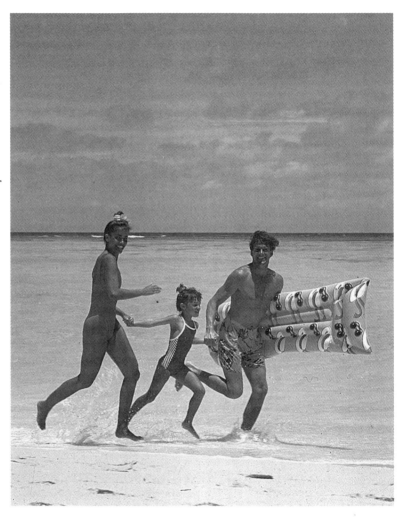

## Knochen – unsere ewige Baustelle

Während Kalzium-Ionen und -Atome im Zusammenspiel der Nerven eine äußerst aktive Rolle spielen, sind sie beim Knochenbau eigentlich mitleiderregend hilflos. Sie werden hier so richtig hin und her geschubst, sind dabei auch noch auf die Unterstützung anderer Nährstoffe angewiesen, wie Vitamin D, Kupfer, Zink, Mangan, Fluoride, Silizium und Boron. Vitamin D ist deshalb so wichtig, weil es den

Genen in den Zellkernchromosomen der knochenbildenden Zellen sagt, daß sie sich teilen sollen, damit mehr Knochenmasse entsteht. Dann wird natürlich auch mehr Kalzium benötigt und bestellt. Auch andere Hormone wie z. B. das Wachstumshormon oder Schilddrüsenhormone wirken dabei fleißig mit. Das herbeigeeilte Kalzium verbindet sich mit Phosphorsäure zu einer äußerst festen zementartigen Masse. Die Trockenmasse unserer Knochen wiegt rund fünf Kilo, ein Kilo davon ist reines Kalzium.

**Eine besondere Rolle für die Knochen spielt das Verhältnis von Kalzium und Phosphor. Sie verbinden sich zu Hydroxylapatit, einem starken Kristallgitter, das Hauptbestandteil des Knochens ist.**

Auf der großen Knochenbaustelle herrscht rund um die Uhr volle Betriebsamkeit. Jede Belastung unserer Knochen oder unseres Skeletts führt unverzüglich zu einem neuen Kalzium-Schub, ebenso wie jeder Sonnenstrahl, jedes Stück Käse im Nahrungsbrei – selbst wenn nur Biochemiker diese geringfügigen Veränderungen mit Hilfe ihrer modernen Analysegeräte registrieren können. Kalzium ist hier williger Rohstoff für die knochenbildenden Zellen, die aber leider nur zu oft auf die von ihnen angeforderten »Ziegelsteine« warten.

## Nerven-Kalzium – das ganz andere Mineral

Ein Prozent des Körper-Kalziums wird für ganz andere Aufgaben benötigt. In den Körperzellen rund um sie herum ist es nicht mehr nur Rohstoff, sondern selbst hochaktive Substanz. Das im Blutplasma konzentrierte Kalzium zirkuliert deshalb knapp zur Hälfte (47 Prozent) in Form freier Ionen, es ist weder an Eiweißkörper (Proteine) noch an

### »Dunkle« Stimmungen sind sinnvoll!

Ängstlichkeit, Verzagtheit, Kummer und Probleme können auf einen Kalzium-Mangel hinweisen, also ein Fehlen wichtiger Nervenreizstoffe. Also schützt uns die Natur vor Risiken und Situationen, denen unser Nervensystem nicht gewachsen ist, indem sie uns in eine defensive Stimmungslage versetzt. Tiere, die einen Schock erleiden, verkriechen sich oft in einen dunklen Winkel. Ihr Organismus wartet ab, daß sich die blitzschnell verbrauchten Nervenreizstoffe in ihren Zellen wieder regenerieren.

irgendwelche andere Stoffe gebunden. Ionen sind nämlich viel flinker und beweglicher, sie schlüpfen blitzschnell aus dem Blut in die Zellen oder in die Flüssigkeit zwischen den Zellen. Sie besetzen z. B. Positionen auf und unter den Schutzhäutchen der Körper- oder Nervenzellen, ermöglichen wichtigen Hormonen und Nervenreizstoffen (Neurotransmittern) über winzige wassergefüllte Kalzium-Kanälchen den Zugang ins Zellinnere. In Neuronen (Nervenzellen) wird Kalzium sogar selbst zum Nervenreizstoff, der Nervenreize aktiv überträgt.

*Wenn Sie niedergeschlagen sind und nicht recht wissen, warum, sollten Sie auf Ihre Kalzium-Zufuhr achten.*

Während andere Mineralstoffe oder Spurenelemente (wie z. B. Mangan oder Magnesium) an der Herstellung von Nervenreizstoffen beteiligt sind, ist Kalzium selbst einer der mächtigen »Bosse« in unserem Gehirn und Nervensystem. Entdeckt wurde diese Eigenschaft erst in allerjüngster Zeit. Im Innern der Gehirn- und Nervenzellen ist Kalzium nämlich in so unendlich geringen Konzentrationen zu finden, daß seine Wirkungsweise erst durch superneue Lichtgeräte aufgespürt werden konnte. Die Mineralstoffe Natrium und Kalium wirken bei Reizübertragungen mit Kalzium eng zusammen. Je nach Kalzium-Mangel in Nerven- und Gehirnzellen kommt es zu Symptomen in der Spannbreite zwischen nervös-ängstlicher Unruhe und schwersten psychotischen oder auch neuromuskulären Ausfallserscheinungen.

## Wofür Kalzium wichtig ist

- Feste Knochen
- Gesunde Zähne
- Gerinnungsfähigkeit des Bluts
- Wundheilung
- Muskeltätigkeit
- Herzfunktion
- Ruhige, entspannte Nerven
- Schlaf
- Hormonelle Reizübertragung
- Ausgeglichene, heitere Stimmungslage
- Glück, Euphorie, Optimismus
- Enzymtätigkeit
- Eisen-Verwertung

# Phosphor – das vielseitige Mineral

Nach Kalzium ist Phosphor der Mineralstoff mit den höchsten Konzentrationen im Körper, nämlich rund zwei Drittel Kilo beim erwachsenen Menschen. 85 Prozent davon stecken in den Knochen; Phosphor bildet hier zusammen mit Kalzium den Knochenzement Hydroxylapatit.

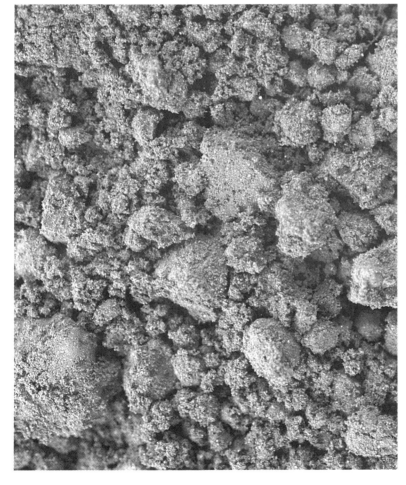

*Kaum zu glauben, daß dieses rote Pulver vor etwa 600 000 Jahren für die Entstehung unseres Verstandes und unserer Intelligenz mitverantwortlich war. Phosphor ist einer der vielseitigsten Baustoffe in der Natur.*

In der Erdkruste ist Phosphor reichlich zu finden, als Bestandteil von Apatit, einem sehr schönen prismatischen Kristall, oder auch in den Ozeanen als sogenanntes Orthophosphat. Ein geringer Teil des Phosphors im Wasser ist löslich und kann deshalb von Pflanzen und Mikroorganismen verwertet, z. B. in organische Moleküle eingebaut werden. Hier liegt einer der Ursprünge allen Lebens – höhere Organismen nutzten später, im Laufe der Evolution, den von Mikroorganismen umgebauten Phosphor. Für die Ewigkeit sind bekanntlich vier Milliarden Jahre nicht viel. Es verwundert also nicht, daß das Verhältnis von Kalzium und Phosphor im Knochen demjenigen im natürlich gewachsenen Apatit-Kristall sehr ähnelt.

### *In jeder Körperzelle zu Hause*

Für die Natur, den Erbauer aller Lebewesen, war Phosphor von Beginn an der ideale Werkstoff. Das Mineral ist nämlich in sehr unterschiedlichen chemischen Verbindungen sehr robust, es kann mit vielen anderen Elementen unverwüstliche Verbindungen eingehen. Weniger als der isolierte Phosphor selbst sind deshalb Phosphate, Salze der Phosphorsäure, für unseren Stoffwechsel äußerst wichtig – als Bausteine von Knochen und Zellen oder auch bei Energieprozessen der Zelle.

**Ohne Phosphor wäre Sigmund Freud arbeitslos gewesen, denn ohne dieses Mineral wäre es nicht zur Entwicklung der Psyche gekommen.**

Je komplizierter der Stoffwechsel höherer Tiere und später auch des Menschen wurde, desto erfinderischer mußte die Natur mit den ihr zur Verfügung stehenden Mineralstoffen umgehen. Als die Psyche entstand, bot sich auch hier Phosphor als vielseitig verwendbarer Baustein an. Und als schließlich – vor rund 600 000 Jahren – aus der Psyche das menschliche Bewußtsein samt Verstand und Intelligenz hervorging, ging ohne Phosphor bzw. Phosphate gar nichts mehr. Dementsprechend führt ein Mangel an bestimmten Phosphatverbindungen nicht nur zum Abbau von Knochenmasse, sondern auch zu leichten bis massiven psychischen Störungen. Während Kalzium, der beschwingtere Bruder von Phosphor, im Gehirn und Nervensystem selbst Gefühle und Empfindungen verschickt, ist Phosphor mehr oder weniger am Bau der »Hardware« beteiligt, über die die »Software« von Glück und Lebensfreude weitervermittelt werden kann.

### *Der Drang nach Bewegung*

Mit die wichtigste Aufgabe im Organismus erfüllt Phosphor als Bestandteil der »Energie-Währung« Adenosintriphosphat (ATP).

Dieses eigentlich recht simple, aber mit kolossaler Spannung aufgeladene Molekül gilt unter Biochemikern als eine der »genialsten« und dabei bedeutendsten Entwicklungen der Natur. Irgendwann nämlich bedrängten sich die ersten Algen, niederen Pflanzen und Mikroorganismen so sehr, daß eine Art Drang nach Beweglichkeit oder Fortbewegung entstand. Dazu war aber so etwas wie ein Motor nötig, der es z.B. einer Wasserpflanze oder einem Einzeller ermöglichte, sich aktiv zu bewegen, also nicht nur passiv beispielsweise in der Meeresströmung. Kein Mensch weiß, wie lange es gedauert haben mag, bis schließlich ATP »geboren« war. Jedenfalls verdanken wir diesem Molekül jede unserer Bewegungen.

## *Die ATP-Moleküle*

Kernstück des Moleküls ATP sind drei miteinander verknüpfte Phosphor-Atome, die – ähnlich drei mit Helium gefüllten und an Gummifäden hängenden Luftballons – mit Energie auseinanderstreben. Durchtrennt man die Gummifäden, schießen die Ballons auseinander, sie bergen also eine noch nicht entladene Energie. Dies ist z.B. der Fall, wenn wir ganz still dasitzen. Wenn wir einen Finger rühren, werden in den Fingermuskeln blitzschnell Millionen ATP-Moleküle aktiv – und es entsteht die nötige Energie. Damit auf diese Weise nicht zuviel Phosphor verschwendet wird, werden die Phosphor-Atome in den Muskelzellen immer wieder zu neuen ATP-Molekülen zusammengebunden. Sonst nämlich müßte jeder von uns täglich rund 60 Kilogramm Phosphor essen, sportlich sehr aktive Menschen sogar das Doppelte, um die ATP- bzw. Phosphor-Verluste auszugleichen.

**Auch nicht die allerkleinste Bewegung wäre ohne Adenosintriphosphat (ATP) möglich.**

Ein erwachsener Mann braucht täglich etwa eineinhalb Gramm Phosphor, eine Frau rund ein Gramm. Tatsächlich liegt unsere Phosphor-Einnahme bei der für uns typischen Nahrung (viel Fleisch, Wurst, Limo, Cola usw.) meist um bis zu 15 oder 20 Prozent höher, was die von der Natur sehr feine Abstimmung von Nahrungsphosphor zu -kalzium sehr gefährdet (siehe das Kapitel über Kalzium). Gesund sind Eier, Vollkornprodukte, Nüsse, Bohnen, Erbsen oder Linsen mit ihrer sogenannten Phosphor-Kalzium-Ratio von 2 zu 1. Lediglich Milch, Käse und grünes Blattgemüse enthalten mehr Kalzium als Phosphor. Eine besonders wichtige Rolle spielt Phosphor bei der Fettverwertung, beim Zellschutz und im Nervenstoffwechsel, wo Phosphor-Fettstoffe (Phospholipide) Teil der Zellschutzschicht sind.

Bei einer normalen, gesunden Kost brauchen Sie sich um genügend Phosphor keine Sorgen zu machen. Wenn Sie sich allerdings ausschließlich von Hamburgern und Cola ernähren, kommt es zu einem bedenklichen Überschuß an Phosphor im Organismus.

## Phosphor in unseren Lebensmitteln

| Je 100 Gramm enthalten | Milligramm |
|---|---|
| Weizenkleie, Weizenkeim | 1000 – 1100 |
| Schmelzkäse | 950 |
| Emmentaler, Gouda, Edamer | 460 – 780 |
| Eidotter | 490 |
| Nüsse, Samen | 410 – 500 |
| Ölsardinen | 420 |
| Hülsenfrüchte | 400 – 420 |
| Lachs, Thunfisch | 380 |
| Leber, Hirn | 350 |
| Vollkorngetreide | 250 – 350 |
| Kondensmilch | 250 |
| Schokolade (Vollmilch) | 240 |
| Nudeln | 220 |
| Wurst, Würstchen | 190 – 240 |
| Kalbfleisch | 190 |
| Rindfleisch | 160 |
| Schweinefleisch | 150 |

## So gelangt Phosphor zu den Körperzellen

Im Gegensatz zu Kalzium, das von vielen Menschen nur zu einem Drittel oder einem Viertel aus dem Nahrungsbrei absorbiert wird, gelangen rund 70 Prozent des verzehrten Phosphor-Anteils ohne große Komplikationen ins Blut. Allerdings: Eine unausgewogene Kost mit zu hohem Anteil an Eisen, Aluminium oder Magnesium bremst die Phosphor-Aufnahme ganz gehörig, denn diese Elemente bilden mit Phosphor unlösbare Phosphate. Die im Stoffwechsel höchst willkommene Neigung zu chemischen Verbindungen mit anderen Stoffen erweist sich hier als Nachteil. Wer zuviel weißen Zucker oder auch zuviel Fett verzehrt, stört die empfindliche Kalzium-Phosphor-Balance. Viel Nahrungs-Phosphor ist auch in pflanzlicher Kost eingeschlossen. Für die

»Befreiung« brauchen wir Menschen – und auch die Tiere – das Enzym Phytase; es ist in der Hefe (z. B. in Brot) enthalten oder auch in Darmbakterien. Eine gesunde Darmflora ist deshalb für eine optimale Phosphor-Aufnahme unerläßlich.

## Wenn Phosphor fehlt – die Warnzeichen

- Wachstumsstörungen
- Knochenbeschwerden
- Zahnverfall
- Arthritis
- Appetitmangel
- Gewichtsverlust (aber auch Gewichtszunahme)
- Müdigkeit
- Nervosität
- Unregelmäßige Atmung

Ältere und alte Menschen nehmen Phosphor oft nur unzulänglich aus dem Darm ins Blut auf, selbst dann, wenn sich der Phosphor-Anteil in der Kost an empfohlene Richtwerte anlehnt. Ein Phosphor-Verlust von 65 Prozent ist keine Seltenheit. Verhängnisvoll vor allem für Knochen und Zähne kann sich dann eine zusätzlich erhöhte Phosphor-Ausscheidung im Urin von mitunter mehr als 300 Milligramm pro Tag auswirken. Schon ab dem 30. Lebensjahr müssen Menschen deshalb zunehmend auf eine natürlich ausgewogene Kost setzen.

## Vorsicht bei Kalzium-, Aluminium- und Magnesium-Präparaten!

Zuviel Kalzium, Aluminium und Magnesium sowohl in der Nahrung als auch in Tablettenform können die Phosphor-Aufnahme um mehr als die Hälfte senken. Bei massivem Phosphor-Mangel kann es neben den im obenstehenden Kasten erwähnten Beschwerden zu bedenklicheren Folgen kommen: Knochenschmerzen, geistigem Verfall, schweren Schwächezuständen. Während Phosphor nämlich in den Knochen und in den Skelettmuskeln lediglich Baumaterial ist, verfügt er darüber hinaus über Eigenschaften, die speziell Gehirn und Nerven betreffen.

**Frauen nach der Menopause sollten, um Osteoporose vorzubeugen, keine Kalzium-Tabletten einnehmen, sondern viel spazierengehen und sich ein kleines Fitneßprogramm zusammenstellen.**

# Warum Phosphor für unser Lebensglück so wichtig ist

*»Auge an Gehirnzellen: Ich sehe eine Blume.« Damit diese Information weitergeleitet werden und sich das dazugehörige Glücksgefühl einstellen kann, ist Phosphor unabdinglich.*

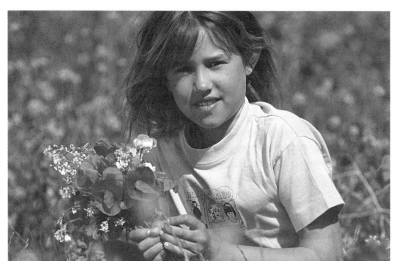

### *Schutz vor elektrischen Spannungen*

Alle unsere Gefühle werden als chemische Reaktionen über Schutzschichten von Nerven- und Gehirnzellen weitervermittelt. Phosphor-Fettstoffe bzw. andere Phosphatverbindungen sind wesentlicher Bestandteil dieser Schichten. Selbst beim Transport von Cholesterin in die Zellschutzschicht geht ohne Phosphor gar nichts.

In diesen höchst sensiblen Zellen entfalten Phosphor-Stoffe ein sehr reiches Eigenleben. Sie bilden in der Innenschicht der Schutzschicht einen hauchdünnen öligen Schutzfilm, den Ionen (Atomteilchen) nur äußerst schwer durchdringen. Aus diesem Grunde basteln sich Kalzium-Ionen ihre eigenen wassergefüllten Minikanälchen in die Zelle, um Glückshormone und andere »Happy-Macher« durchzuschleusen.

Alle unsere Nervensignale werden indes über Ionen transportiert, und zwar über feinste elektrische Spannungen. Phospholipide wirken dabei wie Isolatoren um die unzähligen Ionenporen und -kanälchen. Sonst würde es nämlich – wenn wir uns z. B. für irgend etwas begeistern – sofort zum Kurzschluß in Milliarden Gehirn- und Nervenzellen kommen.

## *Baustoff für Nervenreizstoffe*
In und auf der Nervenzelle bilden Phosphatstoffe (wie z. B. Phosphatidyl-Cholin) den Rohstoff für die Reizstoffe, die z. B. ein Glücksgefühl blitzschnell quer durch den ganzen Körper »schießen«.

## *In der Tiefe der Zelle*
Die Substanz Phosphatidyl-Inositol, die zusammen mit den neuentdeckten G-Proteinen der Zelle bis in den Zellkern mit seinen Chromosomen und Genen Befehle erteilt, wird von Phosphor und einem Vitamin gebildet.

Auf den ersten Blick wirken diese Mechanismen sehr abstrakt. Sie spielen aber für unser Gefühlsleben, überhaupt für unsere ganze Lebensfreude, eine riesengroße Rolle. Und was auch erstaunlich ist: Wie alles andere in der Natur sind auch diese zellbiochemischen Vorgänge unendlich kompliziert und überraschend simpel zugleich. Wenn sich ein Phosphor-Molekül erst einmal in der Nerven- und Gehirnzelle festgesetzt hat, spielt es eine dominierende und sehr kreative Rolle. Der einzige mögliche Weg für eine optimale Phosphor-Versorgung führt übrigens über eine gesunde Mischkost aus Lebensmitteln, wie sie in der Natur gewachsen sind, also Vollkornprodukte, Gemüse, Hülsenfrüchte, etwas Fleisch (zweimal pro Woche reicht, und die Portionen müssen nicht größer als 80 bis 100 Gramm sein).

**Hochkomplizierte Vorgänge in unserem Körper, die zum Teil noch nicht einmal bis ins letzte erforscht sind, ermöglichen uns die »einfache« Freude an unserer Umwelt und am Leben überhaupt.**

## Wofür Phosphor wichtig ist

- Gesunde Nerven
- Lebensfreude, Glück, Optimismus, Kreativität
- Fettverwertung und -transport
- Zellenergie, Zellwachstum und -gesundheit
- Muskelkontraktionen
- Herzschlag
- Verwertung der Vitamine B2 und B3
- Feste Knochen
- Gesunde Zähne
- Kohlenhydrat-, Fett- und Eiweißstoffwechsel

# Magnesium – Keimzelle allen Lebens

Woraus das Leben eigentlich besteht, weiß bis heute niemand. Aber mehr und mehr kreist das Interesse der Wissenschaftler dabei um den Mineralstoff Magnesium. Kann es wirklich sein, daß in diesem so nackten, kalten Metall das Leben steckt? Daß sich etwa eine lebende Fliege von einer toten dadurch unterscheidet, daß das Magnesium in ihr »tot« ist?

*So ganz genau weiß man es noch nicht. Aber sicher ist, daß Leben im ursprünglichsten Sinn mit Magnesium verbunden ist.*

Eines ist jedenfalls klar: Während das Spurenelement Jod so etwas wie den Treibstoff aller Motorik liefert, ist Magnesium das Atom oder Element, das sich überall dort, wo Leben entsteht, als allererstes regt. Dies fasziniert vor allem deshalb, weil man eine solche Rolle am allerwenigsten einem kalten Metall zugetraut hätte, eher schon einer Aminosäure (Eiweißbaustein) oder dem Teil einer Aminosäure, also einem Sauerstoff-, Wasserstoff-, Kohlenstoff- oder Stickstoffatom. Aber toll ist es schon, wie ursprünglich leblose Stoffe im Stoffwechsel quicklebendig werden, was man auch bei Vitaminen oder Enzymen immer wieder bewundern muß.

### *Das rätselhafte Mineral*

Erstaunlich ist, daß die Konzentration von Magnesium im Blutserum wie kaum ein anderer Nährstoffanteil konstant gehalten wird – Beweis dafür, daß der Natur an einer stets ausreichenden Magnesium-Versorgung aller Zellen außerordentlich gelegen ist. Wie Überwachung und Kontrolle funktionieren, ob durch Hormone oder auf andere Weise, weiß man bis heute noch nicht genau.

In einem Erwachsenen steckt nicht viel Magnesium, lediglich zwischen 20 und 28 Gramm, das meiste davon im Skelett. Dieses letzte Prozent ist auf die extrazelluläre Flüssigkeit verteilt, also die »Nährstoffsuppe« zwischen allen 70 Billionen Körperzellen.

### *Leben in der Pflanze*

Der Mineralstoff ist – wenn auch in sehr unterschiedlichen Konzentrationen – in der Natur, also in Pflanzen und Tieren, weit verbreitet. Im

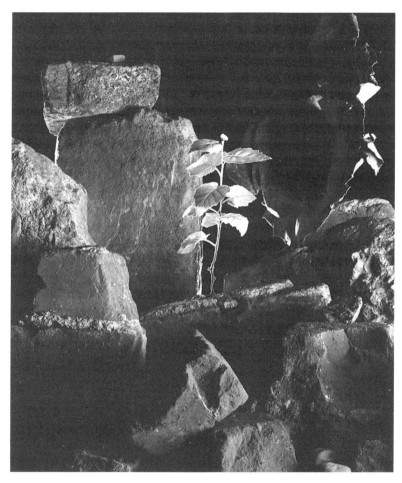

*Damit ein Pflänzchen wachsen kann, braucht es Sonne und Chlorophyll, worin Magnesium enthalten ist. Magnesium ist das einzige Mineral, das in unserem Körper in völlig gleichbleibender Konzentration enthalten ist – ein Beweis für seine Lebensnotwendigkeit.*

Chlorophyll, dem Blattgrün, bildet Magnesium einen Teil des Farbstoffs. Chlorophyll baut mit Hilfe des Sonnenlichts (Photosynthese) Kohlenstoff aus dem Kohlendioxid der Luft in die Pflanzenzelle ein. Auch in der Pflanze ist Magnesium also der »Lebensbeschaffer«, der Sonnenstrahlen anzapft und daraus chemische Reaktionen ankurbelt.

Ganz klar, daß gerade grüne oder dunkelgrüne Blattpflanzen wie Spinat oder Brokkoli besonders reich an Magnesium sind. Noch höhere Konzentrationen finden sich dort, wo die Natur neues Leben vorbereitet, also in allen Samen, Nüssen, im vollen Getreidekorn und in Hül-

*Magnesium ist in grünem Gemüse, Salat, Vollkorn, Nüssen, Samen und Kakao reichlich enthalten.*

## Magnesium in unseren Lebensmitteln

| Je 100 Gramm enthalten | Milligramm |
|---|---|
| Kürbissamen | 510 |
| Mandeln, Cashewnüsse | 260 |
| Haselnüsse, Erdnüsse, Walnüsse | 130 – 190 |
| Spinat, Sojaprodukte | 80 |
| Bohnen, Erbsen, Linsen | 45 – 65 |
| Meeresfisch, Krabben | 26 – 48 |
| Bananen | 18 |
| Rindfleisch, Schweinefleisch, Schinken | 17 |
| Kartoffeln, Tomaten | 14 |
| Bockwurst, Wiener | 9 |
| Hähnchen | 6 |

senfrüchten. Allerdings: Wenn z. B. bei der Mehlerzeugung der feine nährstoffreiche Keimling vom Korn abgetrennt wird, gehen auch 80 Prozent des Magnesiums verloren. Fisch, Fleisch, Milch und Milchprodukte sind vergleichsweise arm an Magnesium. Dasselbe gilt, mit Ausnahme von Bananen, von den meisten marktüblichen Früchten. Wir Menschen brauchen pro Kilo Körpergewicht täglich etwa 4,5 Milligramm Magnesium, ein 70 Kilo schwerer Mann also rund 315 Milligramm. Dies gilt allerdings nur unter Topvoraussetzungen: kein Streß, optimale Magnesium-Aufnahme aus dem Nahrungsbrei im Darm ins Blut. Wer hingegen von früh bis spät in Beruf, Alltag und Haushalt durch die Streßmühle gedreht wird und sich außerdem katastrophal ernährt, braucht unter Umständen die fünf- bis zehnfache Menge an Nahrungs-Magnesium.

## Das fleißige Lieschen im Stoffwechsel

Wer zu fett ißt, speist damit auch den Bestand an Fettsäuren im Darm – und die bilden zusammen mit Magnesium gern unlösbare, seifige Substanzen, so daß dann viel von dem wertvollen Mineral mit dem Stuhl ausgeschieden wird. Auch Alkoholmißbrauch oder nicht optimal funktionierende Nieren sind oft Ursache für Magnesium-Mangel im Blut. Magen-Darm-Probleme wie Durchfall oder Erbrechen drücken die Magnesium-Konzentrationen ebenso wie möglicherweise ein Mangel an Vitamin D. Durch das Kochen von Lebensmitteln wird oft viel Magnesium ausgewaschen; wie Nudeln oder Weißbrot enthält auch polierter Reis nur noch geringe Magnesium-Konzentrationen.

## *Ausgewogene Nährstoffzufuhr*

Tiere in freier Natur füllen ihren Bauch immer mit Nahrungsmitteln, die die empfehlenswerteste Nährstoffzusammensetzung aufweisen, die es überhaupt geben kann – mit Gräsern, Blättern oder auch mit Fleisch. In so einem Futter sitzen die Billiarden Magnesium-Atome in idealer Ausgewogenheit mit allen anderen Biostoffen. Man könnte auch sagen: Alle diese Nährstoffe sind Freunde, sie tun einander nicht weh, und sie ergänzen sich ganz phantastisch. Deshalb bleiben Tiere bis kurz an ihr Lebensende gesund, ihre Körperzellen sind unterm Mikroskop immer jung. Wehe aber, es herrscht Chaos in der Ausgewogenheit von Vitaminen, Spurenelementen, Eiweiß usw. in der Kost! Dann werden Nährstoffe oft zu Feinden, zu Krankheitserregern im Stoffwechsel. Im Fall Magnesium kann dies verheerende Folgen vor allem für unsere Psyche haben. Viele Menschen sind nur deshalb übernervös, voller Unruhe, unglücklich oder vielleicht sogar depressiv, weil ihnen Magnesium fehlt.

## Wenn Magnesium fehlt – die Warnzeichen

- Durchfall
- Übelkeit
- Muskelschwäche
- Störungen der Herzfunktion
- Zahnverfall
- Knochenbeschwerden
- Kribbeln in Armen und Beinen
- Nervosität
- Angst- und Verwirrungszustände
- Depressive Verstimmungen

Wenn Sie sich seelisch abgespannt fühlen, sollten Sie bei einer Kurzkur von wenigen Wochen ein Magnesium-Präparat aus der Apotheke oder dem Reformhaus einnehmen.

**Magnesium erfüllt mindestens ein Dutzend wichtiger Funktionen im Stoffwechsel.** Ähnlich wie Kalzium oder Phosphor wird fast alles Magnesium als passive Substanz in Knochen oder Muskeln eingelagert; ein sehr geringer Teil mischt jedoch dort mit, wo unser Stoffwechsel seine höchste »Intelligenz« entfaltet, nämlich in allen Lebensprozessen und im kreativen Konzert unserer Hormone, Neuropeptide und Nervenreizstoffe. Mehr als 300 Enzyme werden durch Magnesium aktiviert, also überhaupt erst funktionsfähig gemacht. Damit beherrscht Magnesium einen Großteil aller chemischen Reaktionen im Körper, die ja immer nur durch Enzyme eingeleitet werden. Z.B. wird Magnesium für die Herstellung der Streßhormone Noradrenalin bzw. Adrenalin benötigt, ohne die wir die Herausforderungen und Anforderungen, die uns der Alltag stellt, niemals bewältigen würden. Auf ähnliche Weise greift Magnesium tief in den Fett- und Kohlenhydratstoffwechsel ein und ist überhaupt einer der großen Baumeister des Eiweißstoffwechsels in unserem Organismus.

Mindestens 100 verschiedene Magnesium-Enzyme entscheiden als »Manager« fast allein über Funktion und auch Gesundheit jeder einzelnen unserer 70 Billionen Zellen.

## O Schreck!

Bei einem Beinahe-Unfall auf der Autobahn kommt es innerhalb einer Zehntel- oder gar Hundertstelsekunde im Stoffwechsel zu Billiarden chemischen Reaktionen, also quasi zu einer Stoffwechselexplosion. Aus der Leber wird die Nervennahrung Glukose (Kohlenhydrate) ins Blut geschossen, Streßhormone blitzen wie ein Gewitter durch unser Nervensystem, machen uns ganz plötzlich hellwach, hochkonzentriert. Wenn solche Reaktionen über das gemächlich dahinfließende Blut eingeleitet würden, hätten wir praktisch gar keine Chance zu überleben – unsere Reflexe würden viel zu langsam ablaufen. Dafür gibt es die »zweiten Boten« (second messengers, z.B. cAMP = zyklisches Adenosinmonophosphat), an deren Bau Magnesium maßgeblich beteiligt ist und die alle übers Gehirn zugeführten Befehle ausführen. Sie multiplizieren blitzschnell alle Zellaktionen bis in nahezu astronomische Größenordnungen.

# Nervöse Verstimmungen

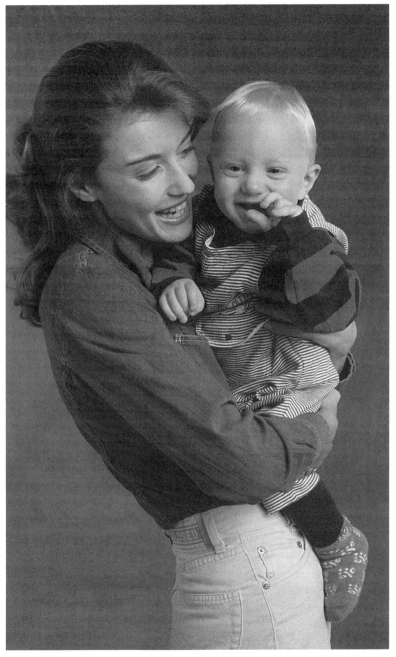

*Was Mütter leisten müssen, bedeutet Schwerstarbeit für die Psyche. Wenn sie dann noch vielleicht berufstätig ist, kann es schon mal zu nervösen Verstimmungen kommen. Achten Sie auf Nahrungsmittel, die genügend Magnesium enthalten.*

Immer dann, wenn Menschen träge oder ängstlich auf Herausforderungen, Streß usw. reagieren oder nicht dynamisch genug in Konfliktsituationen hineingehen, fehlt ihnen womöglich Magnesium.

> ## Magnesium fürs Herz
>
> Unser Herz schlägt 65- bis 70mal pro Minute. Um diese Spitzenleistung erlangen zu können, brauchen wir gerade hier gesunde, frische Zellen. Und dafür brauchen wir Magnesium.

### Höchstleistungen durch Magnesium

*Das Herz muß jahrzehntelang pro Minute etwa fünf Liter Blut durch den Körper pumpen. Für diesen Reflex braucht das Herz Nervenreizstoffe, die durch Magnesium aktiviert werden.*

Der Mechanismus der Streßabwehr spielt natürlich nicht nur in der Schrecksekunde eine Rolle, sondern vor allem überall dort, wo Zellen große Leistungen vollbringen müssen. Dazu zählen auch die Herzmuskelzellen, die »Hochleistungssportler« unter allen Muskelzellen. Magnesium ist nicht nur an der autonomen, von unserem Willen nicht beeinflußbaren Kontrolle des Herzschlags beteiligt, sondern auch aktiv an der Steuerung der Zellversorgung.

In die hochbelasteten, ununterbrochen tätigen Herzmuskelzellen müssen unablässig weit mehr Biostoffe »hineingeschossen« werden als in die vergleichsweise trägen anderen Zellen. Magnesium ist für die Gesundheit unseres Herzens deshalb wichtig, weil es Nervenreizstoffe an Reizaufnahmezellen (Rezeptoren) der Herzmuskeln bindet, G-Proteine aktiviert, den Eiweißstoffwechsel ankurbelt und Kalzium-Kanälchen mitbaut, über die weitere wichtige Herzmuskelreflexe transportiert werden. Ein Magnesium-Mangel führt deshalb zwangsläufig zu Herzschwäche.

> ## Wofür Magnesium wichtig ist
>
> - Kohlenhydrat- und Eiweißstoffwechsel
> - Mineralstoffverwertung
> - Knochenwachstum
> - Muskeltätigkeit
> - Herzfunktionen
> - Nervenreizübertragung
> - Hormonproduktion
> - Stimmungslage
> - Zahnschmelz

# Natrium – Salz in unserem Körper

Eine ganz besondere Rolle spielt das Wasser in unserem Körper; immerhin bestehen wir zu mehr als der Hälfte aus dem nassen Element. Unser Blut besteht zu 83 Prozent aus Wasser, die Nieren zu 82 Prozent, Muskeln zu 75 Prozent, das Gehirn zu 74 Prozent, die Leber zu 69 Prozent – und sogar unsere Knochen bestehen zu 22 Prozent aus Wasser. Wir Menschen können zwar bis zu fünf Wochen ohne Kohlenhydrate, Eiweiß oder Fett leben, aber höchstens fünf Tage ohne Wasser. Große Bedeutung kommt dabei dem Ausgleich des Wassers innerhalb und außerhalb der Zellen zu.

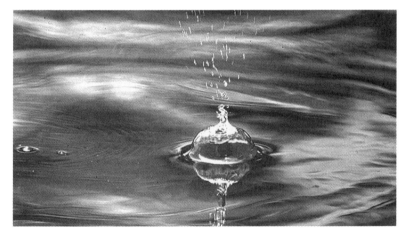

*Vorschnelles Altern kann mit einem gestörten Wasserhaushalt zu tun haben. Wenn der Körper nicht genügend Flüssigkeit erhält, trocknet er aus. Außerdem kann sich der Organismus ohne Wasser nicht entgiften.*

Hierbei erfüllt Natrium seine wichtigste Aufgabe, indem u. a. Natrium-Ionen (sogenannte Elektrolyte) dafür sorgen, daß die Menge der Flüssigkeit außerhalb der Zelle möglichst stets gleichbleibt. Wenn die Zellen nämlich zuviel Wasser verlieren, trocknen sie aus, altern schnell und sterben ab. Das Elektrolyt Kalium wiederum sorgt – in dynamischer Abstimmung mit Natrium – dafür, daß Wasser ins Zellinnere gepumpt wird. Der physiologisch gesunde Wassergehalt der Zelle ermöglicht täglich Milliarden chemische Stoffwechselreaktionen und überhaupt alle wichtigen Zellfunktionen. Er ist Garant für unsere Gesundheit.

**Zuviel Salz in der Nahrung wirkt sich auch auf die Schönheit aus: Besonders die Haut im Gesicht, am Hals und im Brustbereich trocknet aus.**

In der Natur existiert Natrium nur in Verbindungen, meist in Form von Natriumchlorid, unserem Kochsalz. Natrium steuert rund zwei Prozent zum Mineralienanteil in unserem Körper bei, unseren täglichen Bedarf von etwa 120 Milligramm Natrium (entspricht etwa 300 Milligramm Kochsalz) decken wir locker mit dem natürlichen Natrium-Anteil in Lebensmitteln. Besonders viel von diesem Mineralstoff enthalten Meeresfische bzw. Krabben, Austern und andere Meeresfrüchte, Geflügel und Fleisch. Auf den Salzstreuer sind wir gar nicht angewiesen (zuviel Salz kann schädlich sein). Tiere in freier Natur ernähren sich weitgehend von Pflanzen, die viel Kalium, aber wenig Natrium enthalten. Deshalb wandern sie oft viele Kilometer weit, um salzhaltige Nahrung aufzuspüren und ihren Natrium-Mangel auszugleichen.

### *Blutfilterung durch die Nieren*

Wir zivilisierten Europäer haben weniger Probleme durch zuwenig Natrium als durch zuviel von dem Element. Unsere Nieren filtern mit ihren zwei Millionen Filterchen ja täglich rund 700 Liter Blut und sorgen so dafür, daß die Blutkonzentrationen aller wichtigen Nährstoffe möglichst optimal bleiben. Sie scheiden überschüssiges Natrium aus – aber immer zusammen mit lebenswichtigem Kalium. In Industrienationen ist es schon fast die Regel, daß täglich bis zu zehn Gramm Kochsalz pro Kopf verzehrt werden – mit der Folge verheerender Kalium-Verluste über den Urin.

## Natrium in unseren Lebensmitteln

| Je 100 Gramm enthalten | Milligramm |
|---|---|
| Oliven | 3200 |
| Salzbrezeln | 1600 |
| Schinken | 1050 |
| Ölsardinen | 800 |
| Emmentaler, Gouda, Edamer | 700 |
| Brot | 450 |
| Sellerie, Radieschen | 130 |
| Heilbutt, Kabeljau, Steinbutt | 125 |
| Vollmilch | 50 |
| Kopfsalat, Brokkoli | 15 |

# Wie Natrium in unserem Körper wirkt

## *Muskelbewegungen*
Alle unsere Zellen haben mikroskopisch winzige Pumpen, die sogenannten Natrium- oder Natrium-Kalium-Pumpen. Wenn z. B. eine Muskelzelle per Nervensignal einen Befehl erhält, arbeitet die kleine Pumpe wie wild, sie preßt Natrium in die Zelle und Kalium aus der Zelle. Das Natrium in der Zelle sorgt für eine Ausscheidung von Kalzium, das wiederum eine Muskelbewegung einleitet. Unverzüglich danach strömt Natrium wieder aus der Zelle, während Kalium wieder in die Zelle zurückgedrückt wird. Dieser Vorgang muß vor allem überall dort optimal funktionieren, wo Muskelzellen große Leistungen vollbringen, also vor allem im Herzmuskel.

## *Blutdruck*
Die Natrium-Kalium-Pumpe preßt auch Wasser aus dem Blut in die extrazelluläre Flüssigkeit, um, falls nötig, den Wasserstand konstant zu halten, oder sie gibt überschüssiges Zellwasser an den Blutstrom ab. Dieser Mechanismus ist u. a. für den Blutdruck wichtig. Wenn unsere Körperzellen zu wäßrig werden, sinkt der Blutdruck gefährlich. Wenn sie durch zuviel Natrium bzw. Kochsalz ausgetrocknet werden, steigt der Blutdruck. Zusammen mit Kalium schiebt Natrium darüber hinaus auch Biostoffe ins Innere der Zellen, wodurch sie von Abfallprodukten entsorgt werden.

**Je mehr Natrium wir zu uns nehmen, beispielsweise in Form von Salz, um so mehr Wasser wird im Blut gebunden, weshalb es zu gefährlichem Bluthochdruck kommen kann.**

## *Elektrische Spannungen*
Etwas anders verläuft das Wechselspiel zwischen Natrium und Kalium in der Nervenzelle. Ein Gehirnsignal führt zu einer extrem kurzen Arbeitspause der Natrium-Kalium-Pumpe. Dadurch wechseln Nervenimpulse von einer Zelle zur anderen. Mineralien entwickeln also in unserem Innern eine enorme Betriebsamkeit, vor allem dann, wenn sich zwischen ihnen Spannungen aufbauen.

## *Nährstofftransport*
Auch in den Schleimhäuten unseres Darms sitzen Millionen winziger Natrium-Pumpen. Hier haben sie die Aufgabe, Nährstoffe (z. B. Kohlenhydrate) über Schleimhautzellen in die Blutbahnen zu befördern. Weil Kohlenhydratmoleküle keinerlei elektrische Ladung haben, kön-

*Böse Zungen behaupten, daß das Essen im Restaurant oft nur deshalb so gesalzen ist, damit der Wirt an den Getränken verdient.*

nen sie sich nicht selbständig bewegen. Natrium-Ionen sind für sie das Transportmittel ins Blut. Die Darmschleimhäute sind also sehr reich mit Natrium besetzt. Menschen, die viel Salz essen, saugen auf diese Weise viel Wasser in ihren Bauch, weil Natrium Flüssigkeit bindet. Eine einzige extrem salzreiche Mahlzeit kann bis zu einem halben oder gar ganzen Liter Wasser im Bauchraum binden – Wasser übrigens, das die Nieren dringend für ihre Filtertätigkeit brauchen. Aus diesem Grund macht salzreiche Kost durstig. Wenn wir unseren Durst ausschließlich mit Meerwasser löschen würden, würde unser Körper austrocknen, und zwar viel schneller, als wenn wir überhaupt kein Wasser trinken würden. Mit der Wasseransammlung im Bauch treiben einige wie verrückt Sport, um ihren vermeintlichen Fettansatz loszuwerden, anstatt einige kalziumreiche und natriumarme Mahlzeiten zu sich zu nehmen.

### *pH-Wert*

Natrium ist einer der Mineralstoffe, die den Säurewert des Blutes, den sogenannten pH-Wert, überwachen. Das Blut, das leicht basisch, also alkalisch ist, darf nämlich nie zu sauer werden. Wenn der pH-Wert unter 7,38 absinkt, wird ein Teil der Blutalkalien zum Neutralisieren der entstandenen Säuren verwendet, und es kann zu schweren Stoffwechselstörungen (gelegentlich mit Reizen auf das Atemzentrum) kommen.

## Gefahren durch zu hohen Salzkonsum

- Erhöhter Blutdruck
- Erhöhte Cholesterinwerte
- Nierenbeschwerden
- Gefäßkrankheiten
- Herzklopfen
- Leberbeschwerden
- Bauchspeicheldrüsenunterfunktion
- Müdigkeit
- Zu niedriger Blutzuckerspiegel
- Zuckerkrankheit

# Kalium macht die Zellen naß

Nichts lieben unsere Körperzellen so sehr wie ausreichend Flüssigkeit, denn das Innere jeder Zelle ist nämlich ganz wäßrig. Zehntausende oder Hunderttausende von Organellen und Ribosomen (winzige eiweißverarbeitende Fabriken) schwimmen darin oder sitzen – nur durch ein loses Gerüst gehalten – wie in einer geleeartigen Masse, die von unendlich vielen, allerfeinsten Transportkanälchen durchzogen ist. Über diese Kanälchen wandern ständig in unglaublicher Betriebsamkeit Biostoffe: Enzyme, Eiweißstoffe usw. Dies alles funktioniert aber nur, wenn in der Zelle ausreichend Wasser vorhanden ist – und dafür sorgt Kalium. Der Mineralstoff erreicht im Innern der Zelle eine Konzentration von knapp sechs Gramm pro Liter, eine 30mal höhere Konzentration als im Blutplasma.

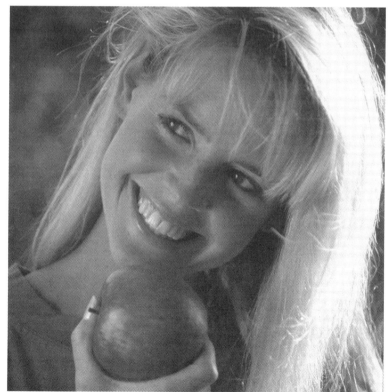

*»One apple a day, keeps the doctor away.« Zumindest führen Sie sich mit dem Genuß eines Apfels den Mineralstoff Kalium zu, der für genügend Wasser in unserem Organismus sorgt.*

## Kalium in unseren Lebensmitteln

| Je 100 Gramm enthalten | Milligramm |
|---|---|
| Avocado | 600 |
| Brokkoli | 460 |
| Bananen | 370 |
| Sellerie | 340 |
| Kartoffeln | 270 |
| Kohl | 260 |
| Vollkornbrot | 255 |
| Salat | 230 |
| Spargel | 210 |
| Bohnen, Erbsen | 160 |
| Milch | 145 |

Das ist wichtig, denn im Verhältnis von Kalium innerhalb und außerhalb der Zelle baut sich jene elektrische Ladung und Spannung auf, die nötig ist, um Biostoffe ins Innere zu saugen. Wenn sich in der Flüssigkeit außerhalb der Zellen zuviel Kalium anreichert, sinkt die Spannung auf Kosten des Zustroms an Biostoffen oder nervösen Reizen. Es kommt dann sehr schnell zu Herzbeschwerden und nervösen Erscheinungen.

**Kaufen Sie Ihre Kartoffeln beim Biobauern oder im Bioladen, dann können Sie auch die Schalen mitessen, in denen besonders viel Kalium sitzt.**

Ein gesunder Körper enthält etwa 300 Gramm Kalium. Bei vernünftiger Ernährung ist es überhaupt kein Problem, diesen Wert konstant zu halten, denn Kalium ist sehr reich in allen naturbelassenen Lebensmitteln enthalten, insbesondere in pflanzlicher Kost, also in Obst, Salat, Rohkost, Gemüse und Vollkornprodukten. In allen verfeinerten Lebensmitteln jedoch (z. B. polierter Reis, Weißmehlprodukte) sind die nährstoffreichen Anteile abgetrennt – mit ihnen auch viel Kalium. Viel von dem Mineral geht auch beim Schälen von Kartoffeln verloren. Deshalb ist es sinnvoll, Kartoffeln beim Biobauern oder im Bioladen zu kaufen. Sie sind nicht mit Giften und Schadstoffen gespritzt, und man kann deshalb die gesunden Schalen mitessen. Bei ausgewogener Mischkost nehmen wir täglich problemlos die zwei oder zweieinhalb Gramm Kalium auf, die unser Organismus braucht.

## Das Problem Salz

Daß kaliumarme Lebensmittel zu unseren Lieblingsspeisen gehören (wie z. B. ausgelaugte Fertig- oder Dosengerichte, Kuchen, Süßigkeiten usw.), kann unser Stoffwechsel gerade noch verkraften. Bedrohlich wird es aber, wenn wir uns zusätzlich zu salzreich ernähren. Damit geht dann die von der Natur vorgesehene Kalium-Natrium-Balance vollends flöten. Die Nieren versuchen wie verrückt, überschüssiges Natrium aus dem Kochsalz loszuwerden. Weil mit dem Natrium aber immer auch Kalium an den Urin abgegeben wird, kommt es allmählich zur Auszehrung an diesem wertvollen Mineralstoff – die Hilfeleistung der Nieren verkehrt sich ins Gegenteil.

**Um jung zu bleiben oder wieder jung zu werden, brauchen wir uns nur an die Regeln der Natur zu halten und unsere Ernährung dementsprechend zu gestalten.**

### Wenn Kalium fehlt – die Warnzeichen

- Nervosität
- Schlafstörungen
- Müdigkeit
- Herzrhythmusstörungen
- Muskelbeschwerden
- Verstopfung
- Darmkrämpfe
- Schwächeanfälle
- Trockene Haut
- Akne (bei Heranwachsenden)
- Kopfschmerzen
- Verzögerte Wundheilung

*Jugend aus dem Stoffwechsel*

Kalium ist ein bedeutender Partner von Natrium bei der Funktion der Natrium-Kalium-Pumpen, die Nährstoffe in die Zellen hinein- und Abfallstoffe herauspumpen. Ein Mangel an Kalium in der Zelle ist schon die Vorstufe zum Zelltod: Der Austausch von Nährstoffen kommt zum Stillstand, und immer mehr Wasser dringt ein, bis die Zelle möglicherweise sogar platzt.

Zuwenig Kalium und zuviel Salz sind deshalb das beste Mittel, um möglichst schlecht zu schlafen, sich schwach und müde zu fühlen, unter Herzrhythmusstörungen zu leiden, letztlich: um möglichst schnell alt zu werden. Die aufgezählten Symptome mögen einzeln betrachtet zwar wenig erschreckend sein, zusammengenommen zermürben sie aber auf Dauer jeden Organismus.

## Wie Kalium unserer Seele hilft

### Kalium überträgt Nervenimpulse ...

*Gehirnzellen brauchen Glukose, die u.a. von Kalium herangeschafft wird. Wenn dies nicht geschieht, kommt es zu einer Unterversorgung, und das bedeutet einen fortschreitenden Alterungsprozeß.*

Es zählt zu den Wundern der Natur, daß ein Metall wie Kalium, das auf der Erde in fast jedem Mineralgestein zu finden ist, in unserer Psyche etwas bewirkt. Und doch ist gerade Kalium so etwas wie ein verläßlicher Freund, der unsere Gefühle und Empfindungen von der Geburt bis zum Tod mitbestimmt. Als wichtiger Spannungspol ermöglicht der Mineralstoff die Übertragung von Nervenimpulsen.

### Wofür Kalium wichtig ist

- Wasserhaushalt
- Zellfunktion und -versorgung
- Nervenreizübertragung
- Stimmungslage
- Muskeltätigkeit
- Kohlenhydratstoffwechsel
- Nierenfunktion
- Herzschlag
- Sauerstoffversorgung des Gehirns
- Herztätigkeit

### ... und transportiert Glukose zum Gehirn

In den Gehirnzellen erfüllt Kalium noch eine weitere wichtige, aber ganz anders geartete Aufgabe. Im Gegensatz zu allen anderen Körperzellen akzeptieren Gehirnzellen ausschließlich Glukose (Kohlenhydrate), die in den Gehirnzellen verbrannt wird. Zuvor aber muß sie an den Brennort herantransportiert werden – und bei dieser Arbeit wirken Kalium und Phosphor eng zusammen.

Weil unser Gehirn Tag und Nacht ganz erhebliche Teile der Glukosereserven im Blut verbraucht, wirkt sich ein Mangel an Transport-Kalium dementsprechend negativ aus. Das Gehirn hat übrigens deshalb so einen Heißhunger gerade auf Glukose, weil dieses Molekül besonders schnell entflammbar ist. In einer Gefahrensituation beispielsweise muß das Gehirn sehr schnell »entflammt«, also hellwach sein, um reagieren zu können. Bis ein Fettmolekül verbrennt, dauert es hingegen viel zu lange.

# Das Chlor in unserem Körperwasser

Das Element Chlor, ein giftiges Gas, das u. a. für die Wasserentkeimung in öffentlichen Schwimmbädern verwendet wird, spielt für unseren Stoffwechsel keine Rolle. Seine chemischen Verbindungen aber, die Chloride, sind in unserem Organismus sehr wirkungsvoll. Das bekannteste Chlorid ist das Natriumchlorid im Kochsalz, und Salz ist auch Hauptquelle für das Chlorid, das unser Körper braucht. Dieses Mineral interessiert sich zwar wenig für den Zellstoffwechsel selbst und ist im Innern der Zellen auch selten anzutreffen. Aber es ist ein

**Wenn nach einem Besuch im Hallenbad die Augen rot sind und tränen, ist das Chlor dafür verantwortlich, das zur Desinfektion benötigt wird.**

## Das Wichtigste über Chloride

Chlor ist ein grünlichgelbes, übelriechendes Gas, das für unseren Stoffwechsel wertlos ist. Es wird für die Wasserdesinfektion in Schwimmbädern verwendet. Seine chemischen Verbindungen jedoch (Chloride) sind unerläßlich für einen ausgeglichen Wasserhaushalt und die Balance an Elektrolyten speziell in der außerzellulären Flüssigkeit.

Als Bestandteil von Salzsäure (Chlorwasserstoff) bilden sie die Magensäure.

Weil Chloride in dem von uns meist reichlich verwendeten Kochsalz (Natriumchlorid) enthalten sind, leiden wir praktisch nie unter Chlorid-Mangel.

Mit Natrium-Verlusten (z. B. durch starkes Schwitzen, Erbrechen, Durchfall, Nierenfunktionsstörungen usw.) geht allerdings auch ein Chlorid-Defizit einher, weil beide Elemente die außerzellulären Elektrolyte bilden. Gemeinsam mit anderen Substanzen sorgen Chloride auch für einen konstanten Säure-Basen-Wert unseres Bluts.

bedeutendes Teil von Billionen winziger Elektromotoren, mit deren Kraft Nährstoffe in die Zelle transportiert werden und verbrauchter Zellmüll weggeschafft wird.

## *Mineral mit Sonderrolle*

Nach neuen Erkenntnissen leidet ein Großteil der Menschen über 40 Jahren an mangelnder Magensäure. Oder aber Menschen haben völlig entgleiste Magensäurewerte, mal viel zuwenig, dann wieder viel zuviel. Aufschluß darüber können nur ultramoderne Analysetests geben, die Magensäurekonzentrationen über einen längeren Zeitraum hinweg und gleichzeitig aus verschiedenen Abschnitten des langgezogenen Magenschlauchs ermitteln. In jedem Fall aber sind Chloride (speziell als Salzsäure, Chlorwasserstoff) beim Aufbau eines physiologisch gesunden pH-Werts im Magensaft unersetzbar. Bei einem Mangel werden nicht nur bestimmte Nährstoffe wie Eiweiß, Kalzium oder Eisen schlecht verwertet, sondern auch Bakterien und Parasiten im Dünndarm nur unzureichend abgetötet – Ursache vieler Darmstörungen wie z. B. Blähungen oder Durchfall.

*Sind die Magensäurewerte aus dem Gleichgewicht, leidet die Gesundheit, und es kann zu Allergien, Neuralgien und Hautkrankheiten kommen.*

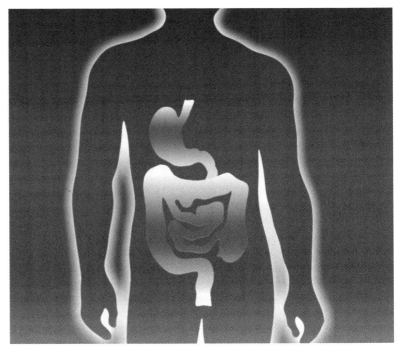

# Schwefel hält uns jung und schön

Einer der faszinierendsten Grundstoffe unseres Organismus ist Schwefel, mit anderen Mineralien überhaupt nicht zu vergleichen. Genau genommen dürfte man Schwefel gar nicht der Kategorie Mineralstoffe zuordnen, sondern müßte den Bodenstoff als eigene Gattung führen – nämlich als eine Art Zwischensubstanz im Stoffwechselreigen von Eiweiß, Mineralien und Vitaminen.

## *Das unvergleichliche Mineral*

Im Gegensatz zu anderen Mineralien ist Schwefel kein Metall. Als Vulkan-Schwefel, Gesteins-Schwefel oder in Form von Sulfaten (Salze der Schwefelsäure) und anderen Verbindungen ist Schwefel auf der Erde reichlich vorhanden. Hinzu kommt, daß Schwefel auch Bestandteil von drei der insgesamt 20 Eiweißbausteine (Aminosäuren) ist, nämlich von Methionin, Cystein und Taurin. Dies ist der Schwefel, auf den unsere Zellen Appetit haben und auf den unser Stoffwechsel scharf ist. Mit anderen Worten: Unseren Stoffwechsel-Schwefel beziehen wir ausschließlich aus Eiweiß. Weil Schwefel selbst also kein eigener Lebensmittelnährstoff ist, gibt es für ihn auch keine mengenmäßigen Bedarfswerte oder irgendwelche Richtlinien, wieviel Schwefel man täglich zu sich nehmen sollte. Eines ist jedoch sicher: Unser Körper besteht zu einem Viertelprozent aus diesem Mineral, und ein Mangel an Schwefel führt zu ernsthaften Komplikationen im Stoffwechsel. Schwefel ist nämlich nicht nur in Eiweiß enthalten, sondern ist auch Bestandteil verschiedener Vitamine, u. a. eines Vitamins, das für die Energiebrennkammern unserer 70 Billionen Körperzellen so etwas Ähnliches ist wie die Zündkerzen im Automotor. Das schwefelgeladene Molekül sorgt dafür, daß das Dauerfeuer in unseren Zellen nie erlischt. Kein anderer Mineralstoff wirkt in unserem Stoffwechsel auf so unterschiedliche und vielfältige Weise.

**Schwefel ist im Gegensatz zu den anderen Mineralien kein Metall und existiert in vielen Verbindungen auf der Erde. Darüber hinaus ist das Mineral Bestandteil von drei wichtigen Eiweißbausteinen.**

Besonders reich an schwefelhaltigem Eiweiß sind Eier bzw. das Eigelb, außerdem Fleisch, Fisch, Käse und Milch. Auch pflanzliche Nahrung enthält Schwefel, wenngleich in geringen Konzentrationen. Veganern, also Vegetariern, die auch auf Eier, Milch und Milchprodukte verzichten, fehlt möglicherweise Schwefel für eine ganze Reihe von Stoffwechselreaktionen.

*Wer träumt nicht davon? Gesunde Haare sind der schönste Schmuck und vor allem ein Spiegel unserer Gesundheit.*

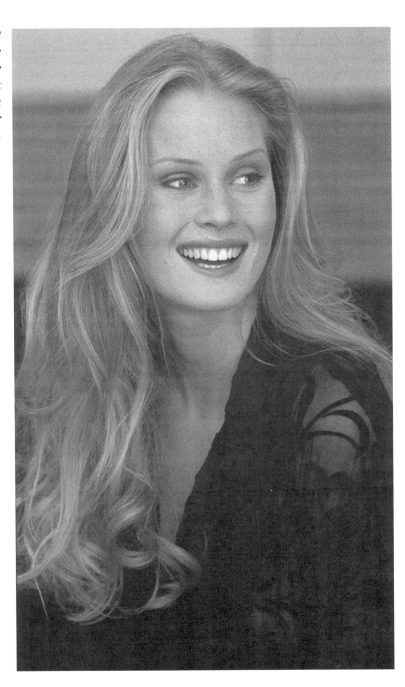

# Stoffwechsel – ohne Schwefel geht nicht viel

*Schutz gegen Krankheitserreger*
Sowohl das Schmiermittel in unseren Gelenken als auch die Innenschicht der Gelenkkapsel bauen sich wesentlich aus Schwefel auf und müssen immer wieder erneuert werden; sonst trocknen sie aus, und es kommt zu oft sehr schmerzhaften Degenerationserscheinungen, also zu steifen Gelenken. Weil der schwefelhaltige Eiweißstoff Methionin

## Wofür Schwefel wichtig ist

**Hormonstoffwechsel**
- Positive Streßabwehr
- Glück, Lebensfreude, Optimismus
- Ausgeglichenheit, entspannte Nerven

**Schönheit**
- Volles, glänzendes Haar
- Feuchte, straffe Haut
- Kräftiges Bindegewebe
- Gesunde Fingernägel
- Elastische Gelenke

**Immunsystem**
- Augenschutz vor Katarakt (grauer Star)
- Zellschutz
- Leberentgiftung

**Andere Funktionen**
- Fettstoffwechsel
- Kohlenhydratstoffwechsel
- Reparatur von Zellkernen
- Zellatmung, Energieprozeß
- Durchblutung
- Gelenkfunktionen

Vegetarier, aufgepaßt! Wenn Sie auf Eier, Milch und Milchprodukte verzichten, fehlt Ihnen vielleicht Schwefel für eine Reihe von Stoffwechselreaktionen.

## Reich an Schwefel sind

- Eier (besonders Eigelb)
- Fleisch
- Fisch
- Käse
- Milch
- Gemüse
- Obst
- Salat

**Bei degenerativen Gelenkerkrankungen wirken Schwefelbäder oft Wunder. Allerdings bedarf es einer gewissen Gewöhnung an den Geruch.**

die wichtige Immunsubstanz Selen im Körper transportiert, ist er in der Abwehr von Krankheitserregern unerläßlich. Selen-Methionin ist ganz wichtig für unsere Augen, aber auch für unsere Gefäßwände und unser Bindegewebe, die ebenfalls einen Dauerschutz gegen Freie Radikale aufbauen müssen. Einen interessanten Tierversuch machte der berühmte US-Biochemiker Dr. Roger Williams von der Harvard-Universität in Boston. Er gab Affen eine im Prinzip gesunde Kost, die jedoch keinerlei Methionin enthielt. Die Tiere wiesen nach einigen Wochen erste Symptome einer Arterienverkalkung auf. Sie bekamen dann ganz normales Futter mit viel Methionin, und die Krankheitssymptome verschwanden wieder.

### *Wohlbefinden und Schönheit*

Eine ganz wichtige Aufgabe erfüllt Methionin im Fettstoffwechsel. Gemeinsam mit anderen Substanzen hält es die ölig-feuchten Schutzschichten unserer Nervenzellen richtig schön gesund, so daß wir uns ruhig und ausgeglichen fühlen. Nervenzellen und auch unser Nebennierenmark produzieren im Bedarfsfall blitzschnell Streßhormone und Nervenreizstoffe (z. B. Adrenalin). Dafür werden aber dynamische Biostoffe u. a. auch der schwefelhaltige Eiweißstoff Methionin benötigt. Vor allem die aktive Form von Methionin, einem Molekül mit der Bezeichnung »S-Ardenosylmethionin« (SAM), zählt zu den fleißigsten und wichtigsten Stoffwechselsubstanazen überhaupt.

Daß unser Haar schön glänzt, verdanken wir ebenfalls Methionin, das den Glanz direkt über die Haarwurzel ins Keratin, die Eiweißhaarsubstanz, einbringt. Weil unsere Fingernägel im Prinzip aus dem gleichen Hornstoff bestehen, sind auch sie auf die Zufuhr von biologisch verwertbarem Schwefel angewiesen.

Für eine glatte, feste Haut ist Schwefel auf zweierlei Weise wichtig. Erstens sorgt der Mineralstoff für einen natürlichen Fett- und Feuchtigkeitsgehalt. Zweitens führt das schwefelhaltige Methionin das bastelfreudige Spurenelement Zink mitten in die Milliarden Baustellen des Bindegewebestoffwechsels hinein. Zink und Vitamin C sind so etwas wie Maurer, wenn es um den Neubau von kräftig-elastischem Kollagen geht. Da werden nämlich Eiweißstoffe zu einem enorm stabilen und dehnbaren Geflecht verschweißt, außerdem mit stabilen Fasern durchwebt. Einer der bedeutendsten Eiweißbausteine für die Haut besteht ebenfalls zu einem erheblichen Teil aus Schwefel und ist der wichtigste Schutzstoff gegen Faltenbildung überhaupt. Vitamin C schützt Cystein im Bindegewebe vor einem vorzeitigen Abbau und ist deshalb das bedeutendste Hautvitamin.

## Wenn Schwefel fehlt – die Warnzeichen

- Niedergeschlagenheit
- Ängste
- Stumpfes Haar
- Fahle Haut
- Schlaffes Bindegewebe
- Brüchige Fingernägel
- Grauer Star
- Lebervergiftung
- Durchblutungsstörungen
- Gelenkbeschwerden

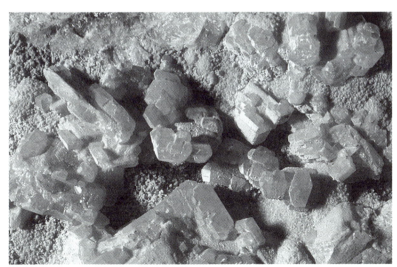

*Schwefel, hier in kristalliner Form, ist für eine ganze Reihe von Körperfunktionen unerläßlich. Schwefelhaltiges Wasser spielt bei vielen Heilkuren eine wichtige Rolle.*

# Was ein paar Gramm Spurenelemente im Körper bewirken

*Phantastisch – so viel Leben in nur einem Teelöffel!*

**In unserem Körper befinden sich 39 Spurenelemente, zum Teil in minimaler Konzentration. Auch wenn einige davon giftig und schädlich sind, sind die meisten für unser Leben absolut notwendig.**

*Abgesehen von den sieben Mineralstoffen, die unseren Organismus in größeren Mengen bevölkern, gibt es noch die Spurenelemente. Sie sind ebenfalls Mineralien, werden aber als Spurenelemente bezeichnet, weil sie im Körper nur in Spuren, also in sehr geringen Konzentrationen vorkommen. Trotzdem sind sie vergleichsweise enorm wirkungsvoll. In unserem Körper stecken zwischen Haarspitzen und großem Zeh 39 verschiedene Spurenelemente. Etliche davon sind giftig und schädlich – wie Blei, Quecksilber und Cadmium – oder ganz einfach nutzlos und überflüssig. Die meisten Spurenelemente gelten als essentiell, also als unerläßlich für unsere Gesundheit. Im Stoffwechsel erfüllen sie bedeutende Aufgaben.*

*Alle 39 Spurenelemente in unserem Körper würden in einen Teelöffel passen. Dabei sind manche von ihnen in gerade noch meßbaren Konzentrationen in Blut und Gewebe enthalten, wie z. B. Kupfer, Chrom und Jod, von dem wir nur den 40. Teil eines Gramms mit uns herumtragen, das also gerade 0,0004 Prozent unseres Körpergewichts ausmacht.*

# Eisen läßt die Zellen atmen

Von allen Metallen ist uns Eisen wohl am meisten vertraut, weil wir ihm allerorten begegnen: in Form von gußeisernen Heizungskörpern, rostigen Eisenteilen, Werkzeugen, Rohren oder Kochgeschirr. Daß dieser kalte Werkstoff in unserem warmen, lebendigen Inneren etwas ausrichten kann, ist eigentlich unbegreiflich. Und doch ist Eisen eine Art Lebensmineral. So, wie unsere Lungen selbsttätig Luft atmen, versorgt Eisen unsere 70 Billionen Körperzellen mit der für ihre Energiegewinnung nötigen »Atemluft«.

## Wie die Pflanzen atmen
Ursprünglich gab es auf der Erde ja nur Pflanzen, die durch Photosynthese atmen, das heißt den für sie wichtigen Nähr- und Baustoff Kohlenhydrate entwickeln. Als es im Reich der Natur an die Produktion von Lebewesen ging, die sich mit Hilfe von Flügeln, Flossen oder Beinen fortbewegen konnten, reichte die Photosynthese nicht mehr aus.

## Wie wir zum Sauerstoff kamen
Die äußerst aktiven Zellen jener Lebewesen mußten mit Energie vollgepumpt werden. Und da galt damals wie heute im Auto: Ohne Treibstoff geht gar nichts. Und: Treibstoff verbrennt nur durch Beigabe von Sauerstoff. Die Ingenieure der Natur standen also vor dem Problem, einen Treibstoff für die Zellen zu finden. Das waren Kohlenhydrate oder auch Fettmoleküle. Dann mußten sie auch noch genug Sauerstoff übers Blut in die Zellen schaffen.

**Damit Zellen überhaupt aktiv sein können, brauchen sie Sauerstoff, der über die roten Hämoglobinmoleküle, in denen Eisen enthalten ist, transportiert wird.**

Zu diesem Zweck erschufen sie das Hämoglobinmolekül aus dem Eiweißstoff Globin und dem Häm, das Eisen enthält. Hämoglobin kann Sauerstoff aufnehmen, im Blut transportieren und an die Zellen abgeben. Weil die Hämoglobinmoleküle ganz rot sind und unser Blut rot färben, werden sie auch als Blutfarbstoff bezeichnet. Interessant ist übrigens, daß im Blut eines Menschen etwa 35 Milliarden rote Blutkörperchen kreisen, von denen jedes wiederum rund 300 Millionen Hämoglobinmoleküle enthält. Jedes rote Blutkörperchen transportiert mehr als eine Milliarde Sauerstoffmoleküle. Das ganze Hämoglobin-Eisen im Blut einer 50 Kilogramm schweren Frau wiegt dennoch nur 1,1 Gramm.

### Ein Element, das Frauen häufig fehlt

Unser Körper braucht eine tägliche Zufuhr von zehn bis zwölf Milligramm Eisen. Wegen des hohen Eisen-Verlustes bei der Regelblutung brauchen Frauen bis zur Menopause wesentlich mehr, zwischen 13 und 25 Milligramm, je nach Ausmaß der Blutverluste. Eisen-Mangel führt über erste Warnsymptome zu Anämie, der Blutarmut, die sich zunächst in so harmlosen Anzeichen wie Leistungsabfall, brüchigen Nägeln, Verstopfung und Kopfschmerzen äußert, später unter Umständen in Ohnmachtsanfällen, Atemnot, Herzjagen, Schweißausbrüchen, Angstzuständen und Übelkeit.

---

**Wenn Eisen fehlt – die Warnzeichen**

- Müdigkeit
- Verstopfung
- Libidomangel
- Brüchige Nägel
- Atembeschwerden
- Antriebsschwäche
- Hautblässe
- Haarausfall
- Risse im Mundwinkel
- Konzentrationsschwäche
- Kribbeln in den Füßen

---

*Gerade Frauen sollten darauf achten, daß sie über die Nahrung genügend Eisen bekommen, weil sie bei der allmonatlichen Menstruation viel Eisen verlieren und sich dann vielleicht müde und schlapp fühlen.*

### Höchstleistungen im Stoffwechsel

Um einer Blutarmut (Anämie) vorzubeugen und alle Zellen mit ausreichend Sauerstoff zu versorgen, muß unser Stoffwechsel im Knochenmark in jeder Sekunde zwei bis zweieinhalb Millionen rote Blutkörperchen produzieren und sie auch noch mit Eisen anreichern. Weil der Nachschub an Hämoglobin so außerordentlich wichtig ist, paßt sich die Aufnahme über den Darm ins Blut der Nachfrage an. Ein gesunder Mensch entzieht dem Nahrungsbrei zwischen 10 und 15 Prozent seines Eisens, ein Mensch, der unter Eisen-Mangel leidet, zwischen 10 und 20 Prozent. Das Knochenmark eines gesunden Menschen ist zudem in der Lage, seine Produktion von Hämoglobin und roten Blutkörperchen bis ums Sechsfache zu steigern.

### Eisen wird recycelt

Wenn die Hämoglobinmoleküle ihr Eisen samt Sauerstoff an die Zellen abgeliefert haben, werden sie natürlich nicht mehr gebraucht. Sie werden freilich nicht über den Urin ausgeschieden, sondern zu 90 Prozent recycelt. Dies geschieht vorwiegend in Leber und Milz, wo Freßzellen die alten roten Blutkörperchen einfach auffressen. Sie spucken danach das Eisen aus, das nun wieder für den Bau junger roter Blutkörperchen zur Verfügung steht.

## *Eisenreiche Kost*

Besonders reich an Eisen sind Leber, Herz, Zunge, Austern, mageres Fleisch sowie grünes Blattgemüse (wie z. B. Mangold oder Spinat), Vollkornprodukte, Hülsenfrüchte (wie z. B. Bohnen, Erbsen, Linsen, Kichererbsen) und – als Nahrungsmittelergänzung – Melasse, das »Abfallprodukt« bei der Zuckerherstellung.

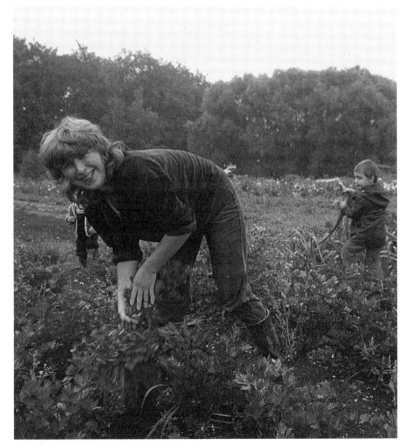

*Damit Sie sich energiegeladen und voller Elan fühlen, brauchen Sie viel grünes Blattgemüse.*

## Wie kommt das Eisen ins Blut?

**Damit das Eisen nicht als Mauerblümchen im Darm zurückbleibt, muß es im sauren Milieu des Magens bereits in seine Bestandteile zerlegt werden. Nur so kann es die Reise im Blut antreten.**

Wie jedes Kind weiß, gibt es nichts Unverwüstlicheres und Robusteres als Eisen. Um so erstaunlicher mutet es an, wie verletzlich das Spurenelement Eisen im Stoffwechsel ist. Ähnlich wie Kalzium oder Eiweiß braucht Eisen schon im Magen ein saures Milieu, also ausreichend Magensäure, um in seine winzigen Bestandteile aufgelöst werden zu können. Bestimmte Aminosäuren, Eiweißbausteine und Zucker helfen dem Eisen dabei. Wenn aber der Säurewert des Magensafts zu niedrig ist und es bei der anschließenden Dünndarmverdauung an bestimmten organischen Säuren fehlt, werden die Eisen-Teilchen sehr traurig. Sie müssen nämlich miterleben, wie alle anderen Nährstoffe flugs durch die Darmwand ins Blut schlüpfen, während sie selbst mit dem Stuhl ausgeschieden werden. Am leichtesten haben es da noch die Eisen-Partikel in Fleisch, Fisch und Geflügel, weil die mit Hilfe bestimmter Eiweißteile durch die Darmschleimhaut transportiert werden.

Auch andere Faktoren hindern Eisen an seiner Reise ins Blut: eine zu rasche Darmpassage (bedingt durch Fehlernährung), Verdauungsstörungen unterschiedlicher Art, bestimmte Phosphatstoffe und Pflanzensäuren (z. B. in Bohnen, Spinat, Linsen, Grünkohl, Weizenkeim), Milcheiweiß, Sojaprodukte (Tofu), Weizen, Naturreis, Wal- und Haselnüsse, Erdnüsse, Kaffee und Tee sowie die häufige Einnahme sogenannter Antacida.

## Eisen in unseren Lebensmitteln

| Je 100 Gramm enthalten | Milligramm |
|---|---|
| Muscheln | 14 |
| Kürbissamen | 11 |
| Leber | 10 |
| Bohnen, Erbsen, Linsen | 5,5 – 6,7 |
| Pilze | 3,8 – 8,3 |
| Nüsse | 2,2 – 4,6 |
| Trockenobst | 2,1 – 3,9 |
| Vollkornbrot | 2 |
| Muskelfleisch | 1,6 – 2,0 |

Um uns das Leben leichter zu machen, hat Eisen aber auch viele Freunde, die ihm bei der Aufnahme ins Blut helfen. Der allerwichtigste davon ist Vitamin C. Deshalb ist es sehr wichtig, zu Fleisch, Fisch und Geflügel eine Kiwi oder einen Apfel zu essen oder auch den Saft einer Zitrone zu trinken bzw. überhaupt etwas Vitaminreiches zu sich zu nehmen – so stellen Sie eine optimale Verwertung des Eisenanteils in der Nahrung sicher.

### Reich an Eisen sind

- Kartoffeln
- Blumenkohl
- Karotten
- Wurzelgemüse
- Brokkoli
- Tomaten
- Kohl
- Sauerkraut
- Kaltwasserfisch
- Hülsenfrüchte

*Eisen ist nur in Kombination verschiedener Nahrungsmittel verwertbar.*

## Wichtig ist die Kombination der Nahrungsmittel

Sojaeiweiß kann z. B. die Eisen-Aufnahme fördern oder aber auch bremsen, während Sojasauce die Eisen-Verwertung ankurbelt. Die Eisen-Aufnahme aus Kalbfleisch verringert sich, wenn Gemüse dazu gegessen wird, und verdoppelt sich aus Bohnen und Mais, wenn Fleisch, bzw. vervielfacht sich, wenn Fisch dazu gegessen wird. US-Wissenschaftler haben festgestellt, daß das italienische Essen mit etwas Pasta (z. B. Spaghetti), Brot, Fleisch, Orangen und Wein ideal für die Eisen-Aufnahme ist.

Wie und warum Eisen manchen Biostoffen die kalte Schulter zeigt und anderen gegenüber wieder so kontaktfreudig reagiert, ist im einzelnen nicht restlos aufgeklärt. Eines jedoch ist klar: Insbesondere Frauen vor der Menopause müssen unbedingt auf optimale Eisen-Zufuhr und Verwertung achten. Während Männer täglich etwa ein Milligramm Eisen verlieren, ist es bei Frauen in der Monatsregel oft um die Hälfte mehr.

## Eisen hat viele Jobs im Stoffwechsel

Im Blut und in anderen Körperflüssigkeiten wird Eisen auf kleinen »Schiffchen« mit der Bezeichnung »Transferrin« transportiert, überallhin, wo es benötigt wird, vorwiegend in die »Rohbauten« der roten Blutkörperchen im Knochenmark. Speziell die im Aufbau befindlichen roten Blutkörperchen können schnell viel Eisen aufnehmen.

### Wofür Eisen wichtig ist

- Rote Blutkörperchen
- Sauerstoffversorgung der Zellen
- Zellatmung
- Muskelgewebe
- Enzymtätigkeit
- Belastbarkeit
- Herzfunktion
- Hormonstoffwechsel
- Zellteilung
- Immunsystem

*Wenn Sie nach sportlichen Belastungen schneller einen Muskelkater bekommen als andere, kann es an Eisen-Mangel liegen.*

Das Mineral spielt auch für die Produktion von Enzymen eine Rolle, und zwar bei der Arbeit wichtiger Eisen-Schwefel-Enzyme in der Atmungskette von Skelettmuskelzellen. Eisen-Mangel führt in diesem Fall zu ungenügender Belastbarkeit der Muskeln, man bekommt schneller einen Muskelkater, leidet überhaupt an Muskelschwäche und verringerter körperlicher Leistungsfähigkeit. Vor wenigen Jahren glaubten Wissenschaftler noch, daß diese Enzyme auch bei Eisen-Mangel ausreichend hergestellt werden. Inzwischen hat man jedoch den fundamentalen Zusammenhang erkannt, der hier vorliegt, und weiß, daß Eisen-Mangel unmittelbar zu Enzymschwächen im Muskel führt.

Darüber hinaus führt ein Nahrungsmangel an diesem enorm wichtigen Spurenelement auch zu einer Schwächung von Enzymen, die gar kein Eisen enthalten. Typisches Beispiel dafür ist das kupferhaltige Enzym Monoaminooxidase, das im Nervensystem Glück, Euphorie und Optimismus bastelt, indem es bestimmte Eiweißstoffe (sogenannte Monoamine, z. B. Dopamin) zu »Happy-Machern« wie Noradrenalin abbaut.

# Zink – Tausendsassa im Stoffwechsel

Unser Körper enthält nicht mehr als einen halben Teelöffel Zink – und doch ist dieses Spurenelement in jeder unserer 70 Billionen Körperzellen enthalten. Das Metall ist sogar so etwas wie der heimliche Herrscher über Körperzellen, denn es ist u. a. Teil des Zellgerüsts. Zwei Drittel unseres Körper-Zinks steckt in den Muskeln, das restliche Drittel hauptsächlich in der Haut, dem Haar, den Nägeln sowie interessanterweise der Hornhaut, Netzhaut des Auges und in den Sexualorganen. Das Element Zink ist in über 100 Enzymen im Körper enthalten oder an ihrer Arbeit beteiligt. Das bedeutet, daß ohne Zink im Körper ein erheblicher Teil aller Reaktionen im Zellstoffwechsel erlöschen würde und wir schnell sterben würden. Weil das Spurenelement in allen Zellen wirkt, wirkt sich ein Mangel auch in mannigfaltigen Symptomen aus.

Sehr häufig werden Patienten wegen eines oder mehrerer Einzelsymptome langwierig (und oft erfolglos) mit Medikamenten behandelt, obwohl ihnen lediglich Zink fehlt. Entscheidend ist dabei weniger der im Blutbild des Arztes oder des Blutlabors auftauchende Zink-Wert, sondern vor allem die Zink-Konzentration im Inneren der Zelle, wo äußerst stoffwechselaktive »Werkstätten« eingelagert sind. Dementsprechend lassen sich Zink-Mangelzustände nicht von heute auf morgen beheben, wie dies z. B. bei Vitamin-C-Mangel durch frisches, saures Obst der Fall ist.

**Unklare Symptome, häufige Arztbesuche und erfolglose Behandlungen mit vielen Medikamenten deuten auf einen eventuellen Zink-Mangel hin.**

## Warum wir fast alle an Zink-Mangel leiden

Früher waren unsere Ackerböden reich an Zink, einem bläulichen Metall. Aber vor allem in den Vorgebirgen wurden Metalle durch die Gletscherbildung während der Eiszeit aus dem Boden herausgewaschen. Später haben Hunderte von Ernten die Konzentrationen kostbarster Spurenelemente wie Zink, Mangan, Selen, Chrom, Kupfer usw. mehr und mehr reduziert. Wir leben heute oft inmitten von Feldern, Äckern und Gärten, deren Produkte unserem inneren Stoffwechselprogramm nicht mehr genügen – gar nicht zu reden von den

Wenn wir nicht schleunigst aufhören, unsere Umwelt zu vergiften, können wir bald keine Spurenelemente mehr aus der Natur aufnehmen und werden ernstlich krank.

## Wenn Zink fehlt – die Warnzeichen

**Milde Mangelsymptome**

- Müdigkeit
- Mangelnde Streßabwehr (ungenügende Belastbarkeit)
- Anfälligkeit gegenüber Infektionen
- Verzögerte Wundheilung
- Potenzstörungen
- Dehnstreifen in der Haut
- Brüchige Nägel
- Brüchiges Haar, Haarausfall
- Mangel an Haarpigment (graues Haar)
- Menstruationsstörungen (besonders bei jungen Frauen)
- Hautkrankheiten
- Nachtblindheit
- Appetitmangel

**Schwere Mangelsymptome**

- Wachstumsstörungen, Zwergwuchs
- Ungenügende Ausbildung der Geschlechtsmerkmale
- Hautrisse (z. B. auch in Mundwinkeln)
- Mangelnde Geschmacksempfindung
- Libidomangel
- Innere Augenverletzungen
- Angstzustände
- Depressive Verstimmungen
- Anhaltende Augentrockenheit
- Antriebsmangel
- Verwirrungszustände
- Gliederzittern
- Bewegungs- und Gehschwierigkeiten
- Sprachstörungen
- Alterserscheinungen

Pestiziden, Insektiziden und Millionen und Abermillionen Tonnen anderen Giftstoffen, die unseren einst so wundervoll fruchtbaren Ackerböden endgültig den Garaus gemacht haben. Ein hochinteressantes Beispiel: Die vielen hundert Millionen Menschen der indischen Landbevölkerung decken ihren Bedarf an dem nur in tierischen Lebensmitteln enthaltenen Vitamin B12 durch die im Korn eingeschlossenen lebenden Insekten. Bei uns gibt es diese lebenspendenden Insekten längst nicht mehr, unser Getreide liefert nur noch ein Drittel Biostoffe, gemessen an dem üppigen Korn, mit dem sich unsere Urahnen vor 100 Millionen Jahren ernährt haben. Befindlichkeitsstörungen, Beschwerden, Krankheiten sind oft nichts anderes als ganz simpler Mangel an Mineralstoffen und Spurenelementen. Denn das Bedarfsprogramm steckt ja immer noch in jedem einzelnen von uns drin. Mit anderen Worten: Unsere Körperzellen brauchen immer noch ganz genau dieselbe Konzentration Biostoffe wie unsere Ururahnen. Nur: Unsere Zellen bekommen sie wegen falscher Ernährung meist nicht mehr.

## *Weshalb ist Zink so wichtig?*

Kein anderes Mineral ist dabei so betroffen wie gerade Zink. Deshalb räumen wir diesem Metall auch mehr Platz in diesem Buch ein. Wem daran gelegen ist, daß er selbst gesund ist, seine Jugendlichkeit lange, lange Zeit erhält und daß seine Familie vor Krankheiten gefeit ist, sollte sich gerade für Zink interessieren.

Es ist ja immer wieder verblüffend, daß wir Menschen aus zwei Teilen bestehen, die augenscheinlich nichts, aber auch überhaupt nichts miteinander zu tun haben. Das eine ist unser Bewußtsein, das Ich – das sind also wir. Das andere ist unser Körper, sind unsere 70 Billionen Körperzellen und das atemberaubend aufregende Leben, das sich darin und im Verbund aller Zellen abspielt.

**Auch wenn wir uns vom Homo sapiens, wie er vor einigen hunderttausend Jahren gelebt hat, unterscheiden: Unser Körper braucht noch immer die gleichen Nährstoffe, auch wenn er nicht mehr in Fell, sondern in Samt und Seide gekleidet ist.**

Fragen Sie sich mal ganz ehrlich: Haben Sie irgendeinen Bezug zu einer einzigen Ihrer Körperzellen? Irgendeine Ahnung, eine Vorstellung davon, was in Ihrem Darm, Ihrem Blut, Ihrem Nervensystem abläuft? Hand aufs Herz: Nein. Ihre Körperzellen sind für Sie etwas Fremdes, irgendwie Unbegreifliches, das irgendwo in Ihrem Körper ein Eigenleben führt.

Der Mensch mit seinem Bewußtsein und der Körper mit seinen Zellen sind zwei völlig verschiedene, absolut getrennte Welten geworden. Jeder einzelne von uns muß dafür sorgen, daß beides wieder zusammengehört. Der Schlüssel dafür heißt – Zink.

## *Die Folgen von Zink-Mangel*

Zink-Mangel entwickelt sich völlig anders als jede andere Art von Nährstoffmangel. Wenn auf dem Essensteller z. B. Kalzium, bestimmte Eiweißbausteine, Fett oder Vitamin E fehlen, holt sich der Stoffwechsel das fehlende Zellfutter zunächst mal aus möglichen Reserven. Danach nehmen die Gewebskonzentrationen dieser Stoffe nach und nach ab,

> **Alarm!**
>
> Bei Zink-Mangel kommt es sofort zur Verlangsamung von Wachstumsprozessen und schnell zu Beschwerden. Folgen sind der Verlust von Liebe und Wärme für Mitmenschen oder das plötzliche Entstehen von Falten, Runzeln oder Krähenfüßen.

bis schließlich Stoffwechselmechanismen, die von diesen Nährstoffen abhängig sind, beeinträchtigt werden. Am Ende dieser verhängnisvollen Entwicklung steht dann ein verzögertes Wachstum.

Eine oder mehrere zinkarme Mahlzeiten hintereinander können das Unheil schon einleiten. Zwölf Stunden nach einer völlig zinkfreien Hauptmahlzeit sinkt die Zink-Konzentration im Blut bereits auf 50 Prozent ab. Zu diesem Zeitpunkt schreien 70 Billionen Körperzellen nach Zink – nur hören wir es nicht.

### Der Weg in den Körper

*Essen Sie Vollkornprodukte, denn darin ist viel Zink enthalten. Je mehr Zink Sie über die Nahrung aufnehmen, desto größer ist die Wahrscheinlichkeit, daß das Mineral den Weg ins Blut schafft.*

Ähnlich wie sein großer Bruder Kalzium hat es auch das Mineral Zink sehr schwer, Zugang in die abenteuerliche Welt des Stoffwechsels zu finden. So ein armes Zink-Atom muß da über Hürden und Hindernisse klettern, muß andere Nährstoffe um Beistand anflehen, lebt ständig in der Sorge, von irgendwelchen Molekülen gefangen und aus dem Körper ausgeschieden zu werden.

Die Zink-Konzentrationen in Lebensmitteln sind sehr unterschiedlich. Alle Schaltiere (Muscheln, Schnecken usw.) sowie Rindfleisch oder überhaupt rotes Fleisch sind zinkreich, ebenso wie Getreide. Damit ist das volle Korn gemeint, denn die Zink-Atome sammeln sich in Schale und Keimling. Wenn das Getreide als Weißmehl aus der Mühle kommt, sind 85 Prozent Zink futsch. Auch Nüsse und Hülsenfrüchte enthalten viel von dem Spurenelement. Wenn wir einen Bissen kauen und schlucken, sind Millionen Zink-Atome drin, aber ob die den Weg durch die Darmschleimhaut ins Blut finden, ist eine andere Frage. Zink ist nämlich sehr davon abhängig, welche Nährstoffe noch in diesem Bissen enthalten sind, die das Mineral entweder löslich oder aber unlöslich machen.

## Von der Nahrung ins Blut

Das Zink in Meeresfrüchten, Fischen, Fleisch, Leber und Eiern wird deshalb ausgezeichnet verwertet, weil in diesen Lebensmitteln viele Eiweißbausteine enthalten sind, die mit Zink zusammen stabile Komplexe bilden. Auf dem Trittbrett dieser Eiweißstoffe schlüpft Zink problemlos durch die winzigen Darmkanälchen ins Blut. Im Gegensatz zu den tierischen Eiweißbausteinen enthalten Getreide, Ballaststoffe und pflanzliches Eiweiß (wie z. B. Soja) pflanzliche Säuren, die mit Zink unlösliche Komplexe bilden. Von dem vielen schönen Getreide-Zink gelangt also immer nur ein Teil ins Blut. Vegetarier kommen in bezug auf Zink trotzdem besser weg als der Genießer von typischem westlichen Fast food und Junk-food, weil ihre Nahrung insgesamt viel reicher an Spurenelementen ist.

## Konkurrenzkampf

Im Darm konkurriert Zink mit einigen anderen Metallen um den Zugang ins Blut. Hinzu kommt, daß Mineralien wie z. B. Zink und Eisen jeweils denselben Proteinträger brauchen, also dieselbe Fähre für die Wasserfahrt durch die Darmkanälchen ins Blut – einer der Gründe, weshalb es Vitamine wesentlich leichter haben als Mineralien, ins Blut und zu den Zellen zu gelangen. Wenn wir zuwenig Zink mit unserer Nahrung aufnehmen, kann es sogar passieren, daß das B-Vitamin Folsäure die Zink-Aufnahme ins Blut in nicht unerheblichem Ausmaß bremst.

**Gehen Sie doch öfter italienisch essen. In Meeresfrüchten ist ganz besonders viel Zink enthalten.**

## Zink in unseren Lebensmitteln

| Je 100 Gramm enthalten | Milligramm |
|---|---|
| Austern | 86 |
| Leber | 4,0 |
| Eigelb | 3,4 |
| Muskelfleisch | 3,2 |
| Hummer | 3,4 |
| Schnecken | 1,6 |
| Aal | 1,4 |
| Getreide | 1,0 |

# Zink für Libido und Orgasmus

### Aufgaben in der Zelle
Jede unserer Körperzellen ist von einer schützenden Schicht umgeben. Die ist ölig-feucht, und es wimmelt darin von Leben wie auf einem betriebsamen Markt oder Hafen. Enzyme, Eiweiße, Immunkörper und viele andere Substanzen tummeln sich hier auf allerengstem Raum. Von der Zellschutzschicht aus wird das große Zellinnere versorgt. Ohne das Spurenelement Zink herrschte hier, in und auf der Schutzschale, das reinste Chaos. Denn Zink stabilisiert die Schutzschicht, achtet darauf, daß keine »Freibeuter«, also keine Fremdmoleküle, anlegen, und ist auch selbst aktiver Bestandteil von Radikalefängern, die zerstörerische Substanzen abwehren.

## Wenn die Lust fehlt

Libido, Potenz und Orgasmusfähigkeit bei Männern und Frauen hängen mit einer ausreichenden Menge an Zink im Körper zusammen. Zink ist für den Nervenreizstoff Histamin verantwortlich, der im Gehirn für Liebe und Gefühle zuständig ist, der bei einem zärtlichen Wort oder einer Liebkosung spontan zu anschwellenden Lustgefühlen und schließlich zum Orgasmus führt.

**Zink schützt unsere Zellen nicht nur vor Freien Radikalen, sondern spielt auch im Zellinneren eine Rolle, wenn es um unsere Erbanlagen geht.**

Auch im Innern der Zelle sorgt Zink für Festigkeit, für die kräftige Struktur der Ribonukleinsäuren und Desoxyribonukleinsäuren (DNS), die unsere Erbanlagen speichern. Sogenannte Zink-Finger an Genen und Chromosomen steuern die Wirkungsweise der DNS, sorgen auch dafür, daß wechselweise Zink-Überschüsse und Zink-Mangel in der Nahrung sich nicht irritierend auf die Arbeit der DNS auswirken. Nur so können sich Zellkerne oder auch einzelne Teile von Zellen immer wieder regenerieren – allererste Voraussetzung dafür, daß wir gesund bleiben, nicht zu früh altern oder gar sterben.

Eine ganz wichtige Funktion erfüllt Zink als Enzymspender beim Bau praktisch aller wichtigen Hormone wie z. B. des Wachstumshormons, der Schilddrüsenhormone, Liebes- und Fortpflanzungshormone der Hirnanhangsdrüse, aber auch von Cortisol, einem entzündungshemmenden Streßhormon.

Zinkabhängige Enzyme tragen in unserem Körper in jeder Sekunde zu unvorstellbar vielen chemischen Reaktionen bei, und zwar beim Kohlenhydrat- und Energiestoffwechsel, beim Abbau und Zusammenbau von Eiweißmolekülen, der Produktion roter Blutkörperchen, vor allem auch bei der »Wartung« und Gesunderhaltung von Haut und Bauchspeicheldrüse. Zahllose weitere Funktionen erfüllt dieses tüchtige Spurenelement, nur um uns gesund zu erhalten: Entgiftung von Alkohol in der Leber, Herstellung von Vitamin A, Bau des Sehpurpurs im Auge.

## *Guten Morgen!*
Zink ist darüber hinaus der Stoff, der uns wach und konzentriert macht, er aktiviert nämlich ein Konzentrationshormon aus der Hirnanhangsdrüse. Alles Leben auf der Erde wird frühmorgens durch dieses Hormon geweckt und sofort in den für die Lebensfähigkeit wichtigen hellwachen Zustand versetzt. Stets gleichzeitig mit diesem Hormon erfolgt der Ausstoß des Euphoriepeptids Beta-Endorphin, das optimistisch und angriffslustig auf den beginnenden Tag einstimmt. Schließlich ist das Spurenelement noch Hauptstreiter im Immunsystem, es hilft beim Bewaffnen und bei der Schlagkraft der vielen unterschiedlichen weißen Blutkörperchen mit.

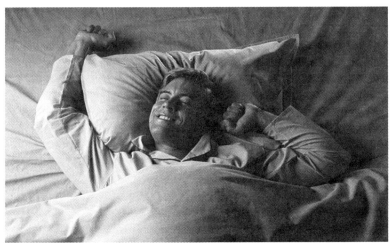

*Sind Sie morgens schwer aus dem Bett zu kriegen? Fühlen Sie sich unausgeschlafen und schlapp? Dann fehlt Ihnen vielleicht ein Hormon aus der Hirnanhangsdrüse, das von Zink aktiviert wird.*

# Mangan – klein, aber oho!

## Manche mögen's heiß

Wenn dieses faszinierende Spurenelement aus dem Darm in das 100 000 Kilometer lange Blutgefäßsystem des Menschen gelangt, steuert es zielstrebig die im wahrsten Sinne des Wortes heißesten Zentren der Körperzellen an: die Mitochondrien, Brennkammern, in denen inmitten eines Elektronengewitters unsere Körperenergie erzeugt wird. Nicht jedes Biomolekül wagt sich in diese Hölle mikroskopischer Explosionen, und nicht jedes könnte darin bestehen. Mangan aber ist so richtig glücklich, wenn es eine solche Brennkammer erreicht hat. Es ist einer der Minimotoren unserer Lebenskräfte, obwohl wir von diesem Spurenelement täglich nur zwischen zwei und fünf tausendstel Gramm brauchen

### Dafür brauchen wir Mangan

- Aufgaben beim Eiweiß-, Kohlenhydrat-, Fettstoffwechsel
- Wichtig für Skelett und Blut
- Nahrung für Nerven und Gehirn
- Produktion von Schilddrüsenhormonen
- Mitverantwortung für sexuelle Aktivität
- Herstellung des Farbstoffs in der Haut und im Haar

*Mitochondrien sind die Brennkammern, in denen die Körperzellen die Energie entfachen und die den Menschen fit machen. Jede Zelle besitzt bis zu 1000 Mitochondrien.*

Je nach Beanspruchung haben Körperzellen wenige oder viele Brennkammern. Jene Zellen, die tagaus, tagein am meisten leisten müssen, wie in der Leber, den Nieren, der Bauchspeicheldrüse oder dem Herzen, haben die größten Brennkammern und auch die meisten – bis zu 1000 oder gar mehr. Dementsprechend haben diese Zellen auch den höchsten Mangan-Bedarf, und ein Mangel an diesem Mineral wirkt sich auch am schnellsten in diesen Organen aus. Auch Hirnanhangsdrüse (sie stellt die meisten Hormone her), Zirbeldrüse (sie produziert unseren Schlaf) und die Milchdrüsen der Frau sind mit Mangan vollgepumpt. Mangan ist der Stoff, der Enzyme quicklebendig und aktiv macht. Dies gilt besonders für Enzyme, die bestimmte Vitamine im Stoffwechsel erst funktionsfähig machen. Wir können also beispielsweise noch soviel frisches Obst essen, das darin reichlich enthaltene Vitamin C ist ohne Mangan nicht einmal ein Fünftel wert.

Aber auch beim Eiweiß-, Kohlenhydrat- und Fett- bzw. Cholesterinstoffwechsel geht ohne Mangan nichts oder nicht viel. Das Skelett braucht Mangan ebenso wie unser Blut, das Spurenelement ernährt Nerven und Gehirn, ist unersetzbar bei der Produktion von Schilddrüsenhormonen.

## Mangan für Ruhe – und Spaß am Sex

Wenn Sex und Liebe keinen Spaß mehr bereiten, ist nicht selten Mangan-Mangel die Ursache. Mangan wird für die Herstellung des Farbstoffs Melanin in der Haut und im Haar sowie auch für die Biosynthese des potenten Nervenreizstoffs Dopamin im Nervengewebe gebraucht. Dopamin ist die Substanz, die eine ausgeglichene Stimmungslage, innere Ruhe und Heiterkeit vermittelt.

### Wenn Mangan fehlt – die Warnzeichen

- Ohrgeräusche
- Schwerhörigkeit
- Gewichtsverlust
- Trockene, rissige Haut
- Müdigkeit
- Mangelnde Libido
- Gelenkschmerzen
- Verzagtheit, Unruhezustände
- Pessimismus
- Nachlassendes Haarwachstum

**Keine Panik, wenn Sie plötzlich Probleme mit den Ohren bekommen, vielleicht ein wenig schlechter hören als normal – es könnte Mangan fehlen.**

Nur fünf Prozent des Mangans in unserer Nahrung wird ins Blut aufgenommen (kurzfristig kann Magnesium für Mangan einspringen). Da kann man wirklich das große Mitleid kriegen – kein anderer Biostoff ist in dieser Hinsicht so übel dran. Kalzium, Phosphatsalze, Eisen und Pflanzensäure verdrängen Mangan vom Weg durch die Darmschleimhaut ins Blut oder bremsen das Mineral in seiner Bioverwertbarkeit. Gottlob hat Mangan auch Freunde: den Eiweißbaustein Histidin (hauptsächlich in tierischer Kost) sowie Citrate, Salze der Zitronensäure, die besonders reich in Zitronen enthalten ist.

### Eigelb und Nüsse als Mangan-Quellen

**Mangan ist nach Eisen das zweithäufigste Schwermetall. Auf dem Boden der Ozeane kommt es in großen Mengen vor.**

Sehr reich an Mangan sind Nüsse, Samen, Kerne und Getreide, wo das Mineral im Keimling, in der Schale steckt. Auch grünes Blattgemüse und Blattsalat sind wahre Mangan-Paradiese, je grüner, desto besser. Ähnlich wie Magnesium im Pflanzenfarbstoff Chlorophyll ist nämlich auch Mangan an der Photosynthese beteiligt, der Umwandlung von Lichtenergie in chemische Energie, die in Pflanzenzellen stattfindet. Fleisch, Geflügel, Fisch, Milch und Käse enthalten nur ein paar kümmerliche Mangan-Brösel. Hingegen ist Eigelb eine gute Quelle.

## Mangan in unseren Lebensmitteln

| **Je 100 Gramm enthalten** | **Milligramm** |
|---|---|
| Haselnüsse | 4,3 |
| Sonnenblumenkerne | 2,5 |
| Erdnüsse, Mandeln | 2,2 |
| Walnüsse | 1,4 |
| Vollkorngetreide | 1,1 |
| Spinat | 0,8 |
| Erbsen | 0,5 |
| Kartoffeln | 0,3 |

## Der Mangan-Motor in unseren Zellen

Im Erdboden ist Mangan ein totes, brüchiges, hartes, grauweißes Metall. Im Stoffwechsel entwickelt es sich zu einem äußerst flexiblen, lebendigen Stoff. Es greift behutsam dort ein, wo in unserem Darm Enzyme das Eiweiß im Nahrungsbrei in Eiweißbausteine zerlegen. Der Stoffwechsel kann dann aus der Fülle dieser Bausteine neue Eiweißverbindungen nach seiner Wahl zusammenfügen. Täglich viele Schnitzel essen heißt also noch lange nicht, sich auch ganz toll mit Eiweiß zu versorgen.

## Jungbrunnen in der Zelle

In ähnlicher Weise wirkt Mangan im Innern der 70 Billionen Körperzellen; diesmal stimuliert es Enzyme, die Eiweiß nicht zerlegen, sondern zusammensetzen. Genau hier liegt übrigens das Geheimnis unserer Jugendlichkeit. In jeder Zelle gibt es nämlich viele Tausende Werkstätten, in denen unermüdlich Eiweiß für die Erneuerung der Zelle produziert wird – übrigens ganz genau nach einem Muster, den Gene vorgeben. Gesunde Zellen haben (je nach Zellart) zahlreiche Werkstätten – bis zu 200 000. Die brauchen natürlich u. a. viel Mangan. Wenn das Spurenelement fehlt, baut die Zelle die Werkstätten ab. Menschen, die rasch altern, haben zu einem bestimmten Zeitpunkt ihres Lebens oft zuwenig Werkstätten in Zellen, vielleicht nur 15 oder 20 Prozent. Die produzieren zuwenig Zelleiweiß; Zellkern und andere Zellteile können deshalb nicht mehr nach Vorschrift regeneriert und verjüngt werden.

Auf ähnliche Weise wirkt Mangan überall im Körper auch bei anderen Enzymfunktionen mit, ganz egal, ob es sich um den Bau neuer Blutkörperchen im Knochenmark handelt, um den Neubau von Sehnen, Knochen, Zähnen und Knorpeln oder um die Herstellung von Immunsubstanzen. Ohne Mangan tun alle diese Enzyme keinen Strich. Mangan ist praktisch der Chef, der Milliarden Enzyme zum Arbeiten schickt.

## Wie sich Mangan-Mangel auf die Stimmung auswirkt

Unsere positiven Stimmungen und Gefühle werden nämlich über Nervenboten weitergeleitet. Wenn sie fehlen, bleiben Glück, Wärme, Freude und Ausgeglichenheit irgendwo im Gehirn liegen. Es fehlen Reizstoffe für die Signalübertragung. Wenn dies der Fall ist, senken sich die schwarzen Schatten von Angst, Kummer, Bedrückung über unsere Seele. Interessanterweise ist selbst dies eine tolle Einrichtung der Natur. Sie sorgt nämlich auf diese Weise dafür, daß wir keine Risiken eingehen, indem wir ohne die nötige Euphorie in Streßsituationen hineingehen (siehe das Kapitel über Kalzium).

Ein sehr wichtiger Nervenbote ist Dopamin. Er wird unter Mithilfe von Mangan im Nervengewebe hergestellt, aus ihm entsteht in weiteren Schritten der »Happy-Macher« Noradrenalin. Ohne Dopamin gibt's kein Noradrenalin und kein freudig-beflügeltes Hineingehen in Streß-

**Essen Sie täglich Ihr Glück. Stellen Sie die Ernährung von Mehl- auf Vollkornprodukte um. Getreide selbst schroten! Erst dann wird der Nervenstoffwechsel mit genügend Kupfer und Mangan versorgt.**

*Herausforderungen wollen gemeistert werden – dazu brauchen Sie Noradrenalin, das von einem manganabhängigen Nervenboten stimuliert wird.*

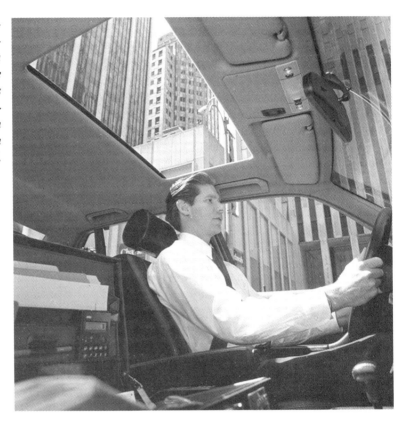

situationen. Menschen ohne Mangan bzw. Dopamin produzieren nicht das Streßhormon Noradrenalin im Nervengewebe, sondern vorwiegend das Streßhormon Adrenalin im Nebennierenmark. Adrenalin macht ebenso hellwach und hochkonzentriert wie Noradrenalin, ihm fehlt jedoch das euphorisierende Stimulanz. Adrenalintypen verhalten sich in Streßsituationen eher ängstlich, defensiv, Noradrenalintypen hingegen angriffslustig, sie sind überall im Leben die jubelnden Eroberer. Jede zündende Idee, jedes kreativ gestaltete Kunstwerk ist ein Noradrenalinprodukt. Ein anderer manganabhängiger Nervenbote sorgt im Gehirn für Intellekt, Konzentrationsfähigkeit und mentale Brillanz. Gleichzeitig stimuliert er in Streßphasen die Produktion von Noradrenalin. Wo der Mensch gefordert ist, helfen also alle Nervenstoffe zusammen – mit Hilfe von Mangan.

## Die Folgen einer Schrecksekunde

Auch im Innern der Zelle müssen Stoffwechselprozesse im Explosionstempo ablaufen, z. B. bei einer Schrecksekunde im Straßenverkehr, wo geradezu elektronenschnell der Zellstoffwechsel ins Millionenfache multipliziert werden muß, damit unser Organismus den gewaltigen Streßangriff abwehren kann. Dieses eruptive Multiplizieren in den Zellen besorgt ein System, das gewissermaßen in einer Art Schneeballsystem Signalaufträge vervielfältigt und an die Zelle weitergibt. An all diesen Prozessen ist ein Molekül Dreh- und Angelpunkt, an dessen Bau Mangan beteiligt ist.

Damit die Beta-Zellen der Bauchspeicheldrüse ihr Hormon Insulin produzieren können, brauchen sie Mangan. Ohne Mangan kann all das lästige, unnötige Fett in unseren Blutbahnen nicht sinnvoll in Werkzeuge des Stoffwechsels umgewandelt werden. Mangan hilft also mit, Blutfettwerte abzubauen, schützt so zusammen mit anderen Biostoffen vor Arteriosklerose und Herzproblemen. Und da gibt es noch eine tückische Modekrankheit: Lupus erythematodes, bei dem nach und nach das wichtige Kollagen in Haut, Blutgefäßen und anderen elastischen Geweben zerstört wird. Junge Frauen leiden sehr häufig daran. Mangan-Mangel kann die Ursache sein, Mangan kann – zusammen mit Vitamin C – Lupuspatientinnen helfen.

## Wofür Mangan wichtig ist

- Konzentrationsfähigkeit
- Gedächtnisleistung
- Positive Stimmungslage
- Schlaf
- Streßbewältigung
- Kreativität
- Zellerneuerung, Zellatmung
- Bauchspeicheldrüse
- Hormonproduktion
- Vitaminfunktionen
- Enzymtätigkeit
- Blutbild
- Knochen und Zähne
- Farbkraft im Haar
- Sexualfunktionen
- Eiweißstoffwechsel
- Blutzuckerspiegel
- Kohlenhydratstoffwechsel
- Fettverwertung
- Kollagen

Lupus erythematodes ist eine schmerzhafte, entzündliche Erkrankung des Bindegewebes, u. a. mit Hautgeschwüren, Gelenkbeschwerden und Herz-, Leber- und Milzerkrankungen. Mangan-Mangel kann die Ursache dafür sein.

# Jod – das Biowunder

Im Gegensatz zu den meisten anderen Spurenelementen ist Jod kein Metall, sondern ein grauschwarzes, glänzendes Kristall. In der Natur ist es überall vorhanden, aber nur in äußerst geringen Konzentrationen. Unser Körper enthält etwa 25 tausendstel Gramm Jod bzw. Jodid (Jod-Salz), und zwar hauptsächlich in der Schilddrüse. Wir Menschen brauchen täglich nur rund 150 millionstel Gramm Jodid, im ganzen Leben nur wenige Gramm.

## Jod-Vorkommen

Die mit Abstand besten Jodid-Lieferanten sind die Ozeane mit ihrem Salzwasser. Deshalb sind Küstenbewohner in bezug auf Jodid auch besser dran als Binnenmenschen. Wer z. B. an der Nordsee oder am Mittelmeer lebt, hat Tag und Nacht ständig ein paar kostbare Jod-Moleküle auf der Zunge. Am wenigsten Jod gibt es im Gebirge, wo Gletscherwasser und Regen in Jahrtausenden wertvolle Spurenelemente aus dem Erdreich gewaschen und in Flüsse oder ins Meer gespült haben.

*Menschen im Gebirge leiden oft unter Jod-Mangel, und in dem Bemühen um dieses fehlende Spurenelement wächst die Schilddrüse, und es kann zur Kropfbildung kommen.*

## Jod in der Schilddrüse

Den wichtigsten Job erfüllt Jodid als Bestandteil der Schilddrüsenhormone. Unsere Schilddrüse wiegt nur zwischen 15 und 25 Gramm, sie ist den ganzen Tag über schrecklich hungrig nach Jod, verfügt sogar über eine eingebaute Jod-Falle, mit deren Hilfe sie jedes einzelne Jod-Atom aus dem Blut fischt. Diese Falle wirkt wie ein Sog oder eine Pumpe. Wenn unserem Stoffwechsel Jodid fehlt, erhöht sich die Sogkraft der Pumpe bis ums 400fache. Die Schilddrüse verstärkt dann also ihre Bemühungen, Jod-Partikel zu erhaschen, ganz erheblich, so sehr, daß sich die Zellen der sogenannten Schilddrüsenfollikel möglicherweise immer mehr aufblähen. Die Schilddrüse wächst, und es entwickelt sich ein Kropf.

Beste Quelle für ausreichend Jodid ist die Packung mit jodiertem Meersalz in der Küche. Zum Kochen und Nachkochen der Speisen sollte ausschließlich Jod-Salz verwendet werden – damit haben Sie die Jod-Zufuhr bereits sichergestellt. Weitere gute Jod-Lieferanten sind Meerwasserfische, Muscheln und Krabben.

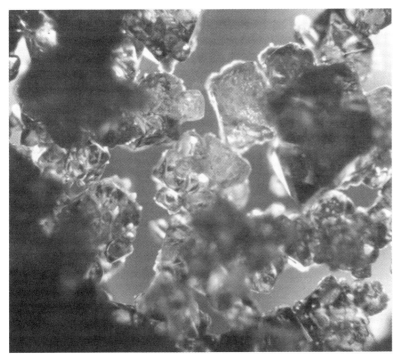

*Auch wenn Sie Ihren Salzkonsum auf ein vernünftiges Maß reduzieren, kommen Sie noch immer auf das notwendige Quantum Jod, denn davon sind täglich nur 150 millionstel Gramm nötig.*

# Lebensfreude aus der Schilddrüse

Kaum ein anderes Spurenelement hat einen so direkten Einfluß darauf, ob wir am Leben eine Menge Spaß haben oder nicht. Die Schilddrüsenhormone bestehen nämlich zu zwei Dritteln aus Jod. Das restliche Drittel steuert eine Aminosäure (Eiweißbaustein) bei. Das Hormon ist von der Natur denkbar simpel aufgebaut, ganz einfach deshalb, weil es wichtigste Lebensprozesse entfacht, jede Art körperlich empfundener Vitalität überhaupt erst entzündet. Menschen, die schnell frieren, zu Übergewicht neigen, schon dem kleinsten Alltagsstreß keinen Widerstand entgegensetzen können und ganz allgemein wenig Freude am Leben haben, fehlt häufig Jod, bzw. es mangelt an Schilddrüsenhormon.

### Ursachen von Schilddrüsenhormonmangel

Interessant ist, daß die Schilddrüse oft normal arbeitet, es aber trotzdem an den Schilddrüsenhormonen T3 und T4 fehlt. Etwas zu voreilig verordnen manche Ärzte dann Jod-Präparate, eventuell Schilddrüsenhormone oder andere Medikamente. Nicht selten aber werden von der Drüse des Patienten ausreichend Jod-Hormone produziert, dann jedoch im Blutkreislauf von Freien Radikalen abgefangen. Sie sind nämlich gerade wegen ihrer simplen Struktur sehr verletzlich. Alle jodbezogenen Mechanismen im Körper sind sensibel und deshalb auf eine optimale, kerngesunde Ernährung angewiesen.

### Folgen des Schilddrüsenhormonmangels

*Für Kinder ist die Begegnung mit Jod meist angstbesetzt, schmerzhaft und aufregend. Wenn wir uns nicht mehr aufregen, sondern alles gleichgültig hinnehmen, hat dies vielleicht auch mit Jod zu tun, und zwar in Zusammenhang mit einer Schilddrüsenunterfunktion.*

Ganz zu Beginn dieser Stoffwechselkette steht ein Hormon, das vom Hypothalamus, einer Drüse im Zwischenhirn, produziert wird. Es ist winzig, besteht aus nur drei Eiweißbausteinen. Es wandert knapp zwei Zentimeter weiter zur Hirnanhangsdrüse und veranlaßt diese Drüse zur Abgabe eines anderen Hormons, das quasi die Oberkontrolle über die Jod-Pumpe in der Schilddrüse hat. Wenn die Konzentration von Schilddrüsenhormonen im Blut abfällt, herrscht sofort Alarmstimmung in 70 Billionen Körperzellen. Die Hirnanhangsdrüse stößt jetzt mehr ihres Hormons aus, das die Schilddrüse zur erhöhten Abgabe ihrer spezifischen Hormone drängt. Dies ist freilich wiederum nur möglich, wenn genügend Jodid-Moleküle im Blut umherschwimmen. Andernfalls bleiben die Schilddrüsenhormonwerte ständig erniedrigt und die Werte des anderen Hormons erhöht. Dies führt dann zur Diagnose »Hypothyreose«, Unterfunktion der Schilddrüse.

Oft genug jedoch ist diese Diagnose trügerisch. Denn die zerbrechlichen Schilddrüsenhormone brauchen im Blut viel Vitamin C, zum

## Wenn Jod fehlt – die Warnzeichen

- Beginnende Kropfbildung
- Müdigkeit, Antriebsarmut
- Übergewicht
- Mentale Trägheit
- Trockenes, brüchiges Haar
- Herzklopfen
- Pulsjagen
- Gliederzittern
- Nervöse Unruhe
- Verwirrtheitszustände
- Kältegefühle
- Erhöhtes Streßempfinden
- Arthritis
- Leistungsschwäche

Schutz gegen Freie Radikale. Ist die Konzentration an Vitamin C zu niedrig, dann werden die Schilddrüsenhormone schnell zerstört. Für die Produktion ihrer Hormone braucht die Schilddrüse verschiedene Enzyme, außerdem Vitamine (in frischem Obst, in Fisch, Fleisch, Geflügel, Leber, Eiern, Getreide, Naturreis), Cholin (in Sojalecithin aus dem Reformhaus) und das Spurenelement Mangan.

## Was Jod in den Körperzellen bewirkt

Wenn das Mineral erst mal Teil der Schilddrüsenhormone ist, wird es richtig ehrgeizig. So wandert es z. B. übers Blut zu allen Zellen, klopft dort an und wird eingelassen. Über unendlich feine Zellkanälchen erreichen die Hormonmoleküle die Energiebrennkammern, wo sie ihre Landeplätze auf der Schutzschicht ansteuern. Hier erhalten sie die spezielle Genehmigung zum Eintritt in das explosive Elektroneninferno, wo sie sich aktiv am Energieprozeß beteiligen.

**Freie Radikale sind Stoffwechselprodukte, die aus Schad- und Giftstoffen entstehen, die jeder mit der Nahrung und der Atemluft aufnimmt. Sie können sich aber auch unter starker Sonneneinstrahlung oder infolge eines gestörten Stoffwechsels entwickeln.**

Ganz aufgeklärt ist diese Wirkungsweise noch nicht, aber man weiß jedoch inzwischen, daß Zellen dahinwelken, wenn zuwenig Schilddrüsenhormone vorhanden sind. Dies spielt natürlich hauptsächlich dort eine Rolle, wo Körperzellen eine besonders hohe Energieleistung erbringen müssen, also z. B. im Herzmuskel. Daß Schilddrüsenhormonmangel müde und antriebsarm macht, hängt damit zusammen, daß die Natur schilddrüsenhormonarme Muskelzellen nicht zu sehr belasten will. Oder anders ausgedrückt: Herzmuskelschwäche macht vernünftigerweise automatisch leistungsschwach, sonst würde das Herz ja unter seiner eigenen Leistung zerspringen.

Eine ganz andere Funktion haben die Schilddrüsenhormone in anderen Zellteilen, so etwa in den Eiweißwerkstätten, die unablässig neues Eiweiß für Ausstattung und Reparatur der Zelle herstellen. Je aktiver eine Körperzelle ist, über desto mehr solche mikroskopisch winzigen Minieiweißwerkstätten verfügt sie. Manche Zellen haben nur ein paar hundert, andere wieder mehrere hunderttausend. Wenn wir uns schlecht ernähren, dann fehlen die kleinen Jod-Moleküle, und dann arbeiten die Werkstätten immer weniger oder gar nicht mehr. Typisches Symptom für eine solche Entwicklung sind wachstumsgestörte Kinder und vorzeitige Alterserscheinungen bei Erwachsenen.

*Menschen mit Übergewicht haben meist zuwenig Schilddrüsenhormon im Blut. Dies liegt häufig weniger an einer leistungsschwachen Schilddrüse, sondern vielmehr daran, daß diese Hormone verletzlich sind und im Blut als erstes von Freien Radikalen abgefangen und zerstört werden.*

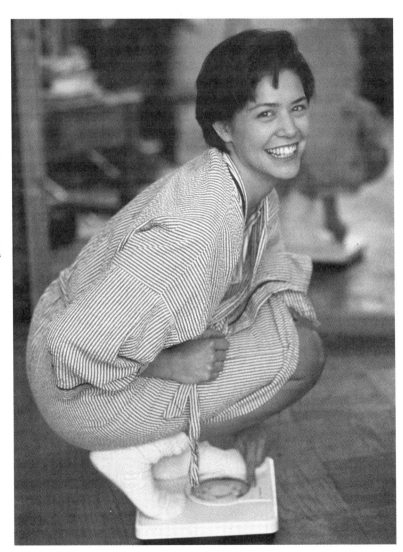

### Schilddrüsenhormone als Schlankmacher

Sie stimulieren nämlich in den Fettzellen das Millionenheer der kleinen molekularen Fettschaufler, die den Depotspeck abbauen und ins Blut verfrachten. Es sind sogenannte zweite Boten (cAMP), die im Auftrag übergeordneter Enzyme und Eiweißstoffe Zellarbeiten verrichten. In jeder Fettzelle herrscht ein bestimmtes Enzym, dessen größter Ehrgeiz es ist, daß die Fettzelle immer fetter und fetter wird, mehr und mehr gelbe Fettmoleküle in sich hineinquetscht. Dabei wendet dieses Enzym einen ganz einfachen Trick an: Es baut ständig diese »zweiten Boten« ab (cAMP), so daß einfach keine Fettschaufler zur Verfügung stehen, die die Zelle wieder freischaufeln. Doch gottlob hat auch dieses »böse« Enzym einen Feind: die kleinen, tapferen Jod-Moleküle. Die stellen sich dem Enzym einfach in den Weg, machen es wirkungslos. Prompt entstehen Milliarden cAMP-Arbeiter, die mit ihren kleinen Spaten ans Werk gehen, um Fett abzubauen. Auf praktisch dieselbe indirekte Weise kontrollieren Schilddrüsenhormone auch die Cholesterinwerte im Blut.

## Wofür Jod wichtig ist

- Vitalität
- Konzentrationsfähigkeit
- Herztätigkeit
- Gewichtskontrolle
- Streßbewältigung
- Zellfunktionen
- Energieproduktion
- Wachstum
- Cholesterinstoffwechsel
- Wachstum von Haar und Nägeln
- Gesunde Haut
- Kohlenhydratverwertung

*Jod ist wichtig: Verwenden Sie in der Küche ausschließlich jodiertes Speisesalz.*

Kein anderer Nährstoffmangel läßt sich so leicht beheben wie der Mangel an dem Spurenelement Jod. Schon wer in der Küche ausschließlich jodiertes Meersalz verwendet, versorgt sich und seine Familienmitglieder mit notwendigem Jod – und zwar in ausreichender Menge. In den Zellen der Schilddrüsenhormone und in der Leber werden nämlich verbrauchte Hormone abgebaut, und das darin enthaltene Jod wird recycelt, also wiederverwertet.

### *Vorsicht vor zuviel Jod!*
Jod ist ein harmloses Spurenelement, das wahrscheinlich selbst in höherer Dosierung von einem bis zwei Milligramm pro Tag keinen Schaden anrichtet. Ganz so sicher sind sich da allerdings die Wissenschaftler neuerdings nicht. Zuviel Jod kann möglicherweise Schild-

drüsenzellen zerstören sowie die Biosynthese von Schilddrüsenhormonen beeinträchtigen oder sogar Kropf hervorrufen. Weil die jodbedingten Regelkreise im Organismus über ein sogenanntes Feedback- oder Rückkoppelungssystem gesteuert werden (von Blut und Zellen zu Hirnanhangsdrüse und Hypothalamus im Zwischenhirn), könnte eine überhöhte Jod-Zufuhr zu Entgleisungen, auf längere Sicht auch zu Schäden in diesem höchst sensiblen hormonellen System führen; diese Fragen sind aber noch keinesfalls gültig geklärt.

*Statt normalem Kochsalz einfach Jodsalz ins Essen – auf diese Weise versorgen Sie sich mit ausreichend Jod, ohne Ihre Ernährung umstellen zu müssen.*

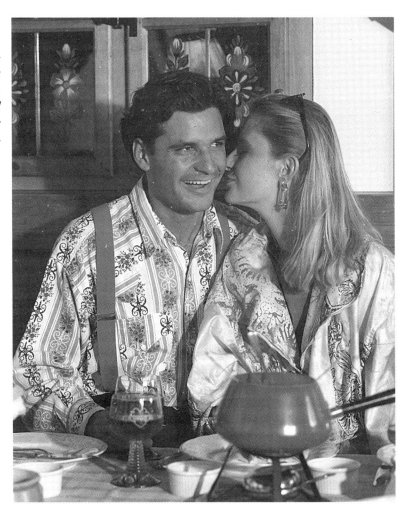

# Unsere Nerven lieben Chrom

Wenn man Menschen die Frage stellt: »Was ist Chrom, und wozu ist es da?«, haben fast alle Antworten irgendwie mit Stoßstangen oder anderen verchromten Gegenständen zu tun. Kaum jemand weiß, daß das Spurenelement in unserem Innern eine noch viel schönere Rolle spielt. Chrom ist überreich vorhanden – doch leider weniger in unseren Körperzellen als in der Erdkruste und speziell auch als Teil der allgemeinen Smog- und Abgasvergiftung in der Luft.

Gemeinsam etwa mit Vitamin B12 oder mit Jod zählt Chrom zu den Biostoffen, von denen wir die allergeringsten Mengen benötigen. Unser Körper ist schon zufrieden, wenn er seine tägliche Ration von nur 80 millionstel Gramm erhält. Dann entfallen auf eine Milliarde Blutteilchen 20 Chrom-Ionen. Dann bekommt auch jede Körperzelle ihr nötiges Quantum ab.

## *Wie es zur Chrom-Forschung kam*

Bis zum Jahr 1977 betrachteten Wissenschaftler Chrom überhaupt nicht als lebensnotwendigen Biostoff. Dann aber half der Zufall mit. In einem Krankenhaus wurde ein Patient intravenös ernährt, mit einer Nährstofflösung, die bis auf Chrom alle bekannten notwendigen Substanzen enthielt. Der Patient zeigte ziemlich schnell Beschwerden, die nachweislich auf einen gestörten Glukose-(Kohlenhydrat-) Stoffwechsel zurückzuführen waren, wie Müdigkeit, Nervosität, Gereiztheit, Symptome von Diabetes (Zuckerkrankheit). Ärzte verabreichten ihm Chrom – und die Beschwerden waren weg.

**Das metallische Element Chrom wird vorwiegend in Südafrika, der ehemaligen Sowjetunion und Albanien gefördert.**

Für Biochemiker war dies natürlich eine Sensation. Eine neue Wissenschaft war geboren: die Chrom-Forschung. Kaum ein anderer Nährstoff hat seitdem Neugierde und Faszination von Wissenschaftlern in einem solchen Maß erregt wie Chrom. Dafür noch ein weiteres interessantes Beispiel: Für Biologen war es schon lange ein Rätsel, warum in der kalifornischen Wüste bestimmte Sandratten ihre Höhlen um Salzbüsche herum bauten. Sie fingen solche Tiere ein und setzten ihnen im Laborkäfig das typische westliche Essen vor. Sehr schnell wurden die kleinen Tierchen zuckerkrank, oder ihr Blutzuckerspiegel sank verblüffend schnell ab. Die Biologen gaben ihnen Chrom – die

Symptome verschwanden. Danach setzten die Wissenschaftler ihre Versuchstiere wieder in deren Heimat aus und kümmerten sich statt dessen um die Salzbüsche. Sie erwiesen sich als reich an einem chromhaltigen Molekül, das den Blutzuckerspiegel reguliert.

Versuchen Sie es mal gegen Energielosigkeit mit dem Spurenelement Chrom. Es ist in Vollkornprodukten, Leber, Pilzen, Früchten und schwarzem Pfeffer enthalten.

## Wenn Chrom fehlt – die Warnzeichen

- Müdigkeit
- Antriebsarmut
- Nervenschwäche
- Gereiztheit
- Unruhe
- Schlafstörungen
- Konzentrationsstörungen
- Depressive Verstimmungen
- Schwindelanfälle
- Kopfschmerzen
- Angstzustände
- Alkoholsucht
- Gier nach Süßem

Damit und auch mit nachfolgenden Studien wurde endlich ein Rätsel gelöst: zu niedriger Blutzuckerspiegel, eine Modekrankheit, unter der jeder dritte zumindest zeitweise leidet, ohne es zu wissen. Die Symptome: nervöse Störungen aller Art.

## Das Chrom-Geheimnis

Das Stoßstangen-Chrom bringt unserem Stoffwechsel nichts, denn was der braucht, ist die biologisch aktive Form aus Chrom sowie einigen Eiweißbausteinen. Fast alle Nährstoffe sind nicht als solche, sondern stets nur in ihrer biologisch aktiven Form wirksam. Möglicherweise gibt es aber eine biologisch noch potentere, bislang unbekannte Form des Spurenelements. Ziemlich im dunkeln liegt auch noch die Art und Weise, wie das Spurenelement aus dem Darm ins Blut schlüpft. Man kann es sich in etwa so vorstellen: Kaum aus dem Darm ins Blut gekrochen, springen die kecken kleinen Chrom-Ionen als Trittbrettfahrer auf bestimmte Moleküle, obwohl auf diesen Transportbussen groß und breit »Nur für Eisen« steht. Pech haben die Chrom-Fahrgäste nur, wenn zuviel Eisen im Blut unterwegs ist; dann sind die Eisen-Busse voll, und dem armen Chrom bleibt nur der undankbare Weg über Nieren und Harn aus dem Körper. Wer aber einen Platz kriegt, gelangt in die Leber und wird dort in ein Molekül beispielsweise eingebaut und wieder losgeschickt, um Insulinmolekülen den Kontakt mit Körperzellen zu erleichtern.

Mit zunehmendem Alter sinkt die Chrom-Aufnahme, weshalb Menschen ab 40 Jahren oft zusehends häufiger Probleme mit ihrem Blutzuckerspiegel haben. Inzwischen gibt es interessante wissenschaftliche Studien, denen zufolge bei Altersdiabetes die Insulinausscheidung wieder ansteigt, wenn Moleküle, in die Chrom eingebaut ist, über einen längeren Zeitraum gegeben werden. Es gilt als sicher, daß das Spurenelement Chrom eines Tages einer der Schlüssel zur Therapie von Diabetes sein wird.

# Chrom und Diabetes

Im Gegensatz zu allen anderen Körperzellen verlangen Nerven- und Gehirnzellen ausschließlich Kohlenhydrate (Glukose) als Treibstoff, und zwar deshalb, weil diese kleinste Einheit der Kohlenhydrate schneller entflammt und ihren Heizwert abgibt als etwa Fett. Nerven- und Gehirnzellen müssen auch viel schneller befeuert werden als alle anderen Zellen, weil sie z. B. bei Gefahr blitzschnell reagieren müssen. Hierbei schießt Glukose in die Zellen und wird dort zu Energie umgewandelt. Als Folge davon ist man nervlich gut belastbar, hellwach und bis in die Haarspitzen hoch konzentriert. Fehlt Glukose im Blut, dann ist das Gegenteil der Fall. Chrom spielt bei der Kontrolle des Blutzuckerspiegels eine herausragende Rolle, denn es arbeitet eng mit dem Bauchspeicheldrüsenhormon Insulin beim Einbau von Glukose in die Zelle zusammen – eine recht bedeutsame Erkenntnis auch für alle Diabetiker.

Und noch eine tolle Erkenntnis gibt es: Ähnlich den Zink-Fingern (mehr darüber im Kapitel über Zink) gibt es offensichtlich auch Chrom-Finger an den Genen im Zellkern, die den Glukoseeinstrom in Zellen kontrollieren und sich damit auf die Leistungsfähigkeit unserer Nerven auswirken. Fehlt Chrom, regen sich erste Symptome wie Müdigkeit, unbewußte Unruhe, leichte Gereiztheit. Sie verstärken sich

**Chrom trägt zu einem dichteren Netz an Insulinrezeptoren auf den Körperzellen bei. Das bedeutet, daß Insulin aus dem Blut abgebaut wird und die Fettzellen ihren Inhalt freigeben. Chrom kann deshalb zur Behandlung von überhöhten Blutfettwerten eingesetzt werden.**

in dem Maße, in dem der Blutzuckerspiegel abfällt und die Nervenzellen noch schlechter versorgt werden.

### *Befindlichkeitsstörungen durch Unterzucker*
In diesem Zustand eines leichten Unterzuckers greifen wir zu Süßem, um den Blutzuckerspiegel anzuheben. Die schnell lösliche Glukose in Süßigkeiten schießt nämlich sofort ins Blut und bringt somit Nerven und Gehirn den ersehnten Frischeschub. Während ein Glukoseblutspiegel von etwa 90 Milligramm pro zehntel Liter Blut normal ist, beginnen die Befindlichkeitsstörungen bei Werten darunter. Zunächst fühlt man sich auf unerklärliche Weise ständig matt, selbst wenn man lange geschlafen hat. Außerdem hat man das Gefühl, als würde einem ein unsichtbarer Geist die Nerven ständig mit Sandpapier bearbeiten. »Die Nerven liegen blank«, heißt es dann. Bei Wert 70 kann man sich nur noch schwer konzentrieren, jedes falsche Wort bringt einen »auf die Palme«. Bei 60 könnte man an die Decke springen, greift womöglich zum Cognac- oder Likörglas, weil Alkohol (auch ein Kohlenhydrat) nicht die leisesten Probleme hat, über die Blut-Hirn-Schranke Gehirnzellen zu erreichen (deshalb macht Alkoholiker der erste »Doppelte« so richtig glücklich).

**Der Griff zur Flasche:** Oft werden diese Menschen als willensschwach und ungefestigt verurteilt. In Wahrheit ist es manchmal ihr Zuckerhaushalt, der durcheinandergeraten ist und den sie in Unkenntnis der Situation mit Alkohol wieder ins Lot bringen wollen.

## Alkoholiker sind oft körperlich krank

Nach Meinung moderner Biochemiker gäbe es ohne Unterzucker 70 Prozent weniger Alkoholiker, und tatsächlich bringen in den USA Stoffwechselphysiologen Menschen innerhalb vier Wochen ganz locker von der Flasche weg, indem sie deren Blutzuckerspiegel anheben. Wenn der Wert auf 40 oder darunter sinkt, haben Alkoholiker oft gar keine andere Alternative als die Flasche.

### *Der richtige Blutzuckerspiegel – nur mit Chrom*
Natürlich kann das Spurenelement Chrom den Blutzuckerspiegel nicht alleine anheben. Oft gibt es auch andere Ursachen für einen Unterzucker (z. B. eine kaputte Bauchspeicheldrüse oder eine katastrophale Ernährung). Eines aber ist klar: Wenn der Spiegel »stimmt«, ist Chrom

## Reich an Chrom sind

- Bierhefe
- Vollkornprodukte
- Samen, Kerne
- Naturreis
- Rosinen
- Schwarzer Pfeffer
- Pilze
- Artischocken
- Spargel
- Pflaumen
- Fleisch
- Nüsse

beteiligt, und ohne dieses Mineral geht in punkto Unterzucker nichts. Ärzte können den Chrom-Status nicht messen, denn Blutkonzentrationen sagen nichts darüber aus, wie es in den Zellen aussieht (dies gilt übrigens auch für viele andere Nährstoffe). Die Gewebskonzentrationen von Chrom sind (je nach Art der Gewebe) zwischen 10- und 100mal höher als im Blut. Auch aus Chrom-Ausscheidungen über den Urin läßt sich kein nennenswerter Befund ablesen, nicht zuletzt deshalb, weil ein gesunder Erwachsener pro Tag nur die verschwindend geringe Quantität von 0,2 millionstel Gramm Chrom über die Harnausscheidung verliert.

### Chrom in unseren Lebensmitteln

Je nach Nahrung variiert die tägliche Chrom-Aufnahme stark. Präzise Konzentrationsangaben über Nahrungs-Chrom gibt es bislang nicht. Milchprodukte, Obst und Gemüse enthalten relativ wenig Chrom, die folgenden Lebensmittel sind hingegen sehr reich an diesem raren Element.

Stoffwechselexperten haben unsere durchschnittlichen Mahlzeiten unter die Lupe genommen und festgestellt, daß allerhöchstens ein Drittel von uns Tag für Tag ausreichend Chrom im Magen hat. Wenngleich 60 millionstel Gramm gerade noch als ausreichend angesehen werden, bringt es der typische Kantinen- und Fertiggerichteesser gerade mal auf 25. Menschen, die aus Gewichtsgründen weniger Kalorien als normal zu sich nehmen, sind mitunter nur mit 22 oder weniger dabei. Wenn solches ein paar Tage lang geschieht, hat der Stoffwechsel noch keine Sorgenfalten auf der Stirn. Wehe aber, Chrom-Mangel besteht über Jahre hinweg. Dann sieht es düster aus, zumal Chrom noch andere

**Essen Sie viel Vollkornbrot und Nüsse. Das ist nicht nur gut für die Zähne, sondern deckt auch den täglichen Bedarf an Chrom.**

*Viel Streß und Ärger, Mittagessen in der Kantine und nachmittags das Tortenstück bewirken eine erhöhte Chrom-Ausscheidung, die über Jahre hinweg zu ernstlichen Stoffwechselstörungen führen kann. Ernährung mit Vollkornprodukten kann hier gegensteuern.*

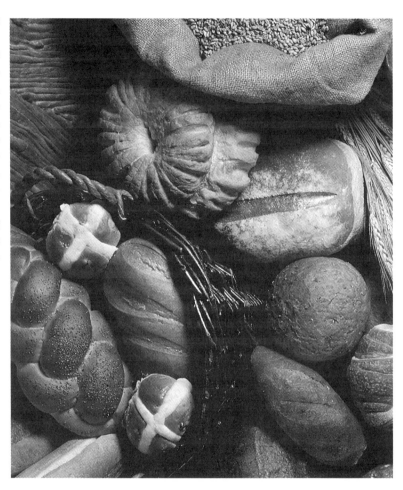

Aufgaben bewältigen muß, als lediglich beim Glukoseeinbau in Körperzellen mitzuhelfen.

Was sich zusätzlich erschwerend auswirkt: Bestimmte sogenannte Stressoren fordern erhöhte Chrom-Rationen bzw. führen auch zu erhöhten Chrom-Ausscheidungen aus dem Körper. Dazu zählen die einfachen Zucker in der Kost (Teigwaren, Klöße, Weißbrot, Kuchen, Gebäck, alles Süße, süße Getränke), außerdem körperliche Aktivität (ganz egal, ob in der Arbeit oder beim Sport) sowie auch Infektionskrankheiten aller Art.

# Selen – Schutzengel unserer Körperzellen

1979 war ein großes Selen-Jahr – denn damals gingen erste aufsehenerregende Berichte durch die Stoffwechselwelt: Selen, ein vorher recht gering geschätztes Mineral, ist für den menschlichen Organismus ebenso lebensnotwendig wie andere Spurenelemente auch. Inzwischen verdanken weltweit Hunderttausende Forscher, Pharmakologen, Immunologen und andere Wissenschaftler ihren Arbeitsplatz dem eigentlich recht unscheinbaren Element.

Selen hat viel Ähnlichkeit mit Schwefel, sucht im Stoffwechsel auch die Nähe von Schwefel. Schon die Pflanzenzellen bauen das Spurenelement am liebsten in Moleküle ein, die bereits Schwefel enthalten, wie z. B. die Aminosäuren (Eiweißbausteine) Methionin und Cystein. Interessant dabei ist, daß Pflanzen das Spurenelement gar nicht mal für ihre eigene Existenz brauchen. Denkbar wäre, daß sie es auf diese Weise loszuwerden trachten. Wir Menschen allerdings würden ohne Selen wahrscheinlich nicht einmal die erste Lebenswoche überstehen.

*Selen und Schwefel kämpfen Hand in Hand gegen Freie Radikale und stärken unser Immunsystem, damit wir jeder Erkältung trotzen können.*

Selen ist einer der mächtigen Verbündeten unseres Immunsystems. Das Spurenelement ist nach neuen Erkenntnissen am Umbau des Schilddrüsenhormons in seine aktive Form beteiligt. Und was auch ganz interessant ist: Biochemiker waren bislang der Meinung, daß Zellen Schwefel-Selen-Verbindungen wegen des darin enthaltenen Schwefels benötigen. So nach und nach kommt man darauf, daß es ihnen oft nur auf das Selen ankommt.

## *Selen in unserer Nahrung*

Am meisten Selen enthalten Leber und Nieren sowie auch Muskelfleisch, Fisch, Schaltiere, Vollkornprodukte, Milchprodukte und in geringeren Mengen Obst und Gemüse. Getreide als wichtiger Selen-Lieferant in unserer täglichen Nahrung kann das Spurenelement jedoch nur dann über die Wurzel aufnehmen, wenn Selen im Boden enthalten ist. Dementsprechend ist der Selen-Anteil im Korn äußerst unterschiedlich. In einer chinesischen Studie schwankte er zwischen 0,005 und 8,1 Mikrogramm pro Gramm Getreide – so manches Korn

## Wenn Selen fehlt – die Warnzeichen

- Anfälligkeit gegenüber Infektionen
- Alterserscheinungen
- Sehstörungen
- Mangel an geistiger Frische
- Haarausfall
- Herzfunktionsstörungen
- Gelenkbeschwerden
- Hautblässe
- Muskelbeschwerden
- Brüchige Nägel

*Können Sie manchmal einem Gespräch nicht mehr folgen, weil die Konzentration nachläßt und Sie müde werden? Ist Ihre Haut blaß, und sind die Fingernägel vielleicht brüchig? Dies könnten Anzeichen für einen Mangel an Selen sein.*

strotzte regelrecht von Selen, ein anderes wiederum enthielt fast gar kein Selen. Unsere Ackerböden sind arm an Selen, insbesondere in den Mittelgebirgen oder den Alpen bzw. auch im Gebirgsvorland, wo Gletscher, Regen usw. einen großen Anteil der Spurenelemente in die Flüsse gewaschen haben. Außerdem: Nach Hunderten Ernten enthalten Agrarflächen nur noch Bruchteile früherer Biostoffanteile – ganz bestimmt dann, wenn seit Jahrzehnten frisch drauflos lediglich chemischer Dünger abgeladen wird. In tierischen Produkten schwanken die Selen-Werte nicht so sehr, weil Tiere im Stoffwechsel für die nötige Nährstoffhomöostase (Balancewerte) sorgen.

### Wieviel Selen ist nötig?

Empfohlen wird eine tägliche Aufnahme von 50 bis 200 millionstel Gramm Selen, um einen wahrscheinlichen Bedarf von ungefähr 80 Mikrogramm zu decken. Dies klingt paradox, hängt aber damit

## Reich an Selen sind

- Bierhefe
- Vollkornprodukte
- Naturreis
- Pilze
- Spargel
- Knoblauch
- Käse
- Eier
- Leber
- Fleisch
- Fisch
- Schaltiere

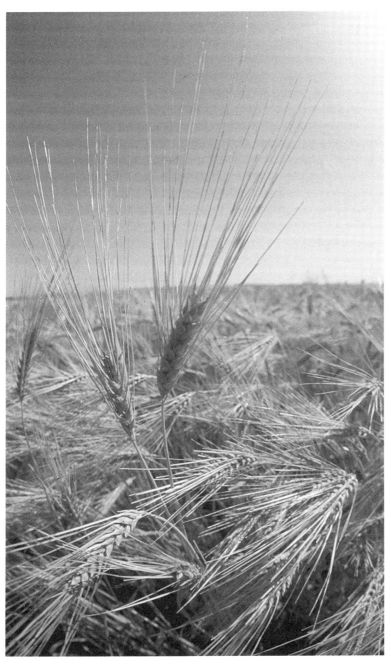

*Selen ist nur dann in Getreide enthalten, wenn es in den Wurzeln vorhanden ist. Marktwirtschaftlicher Druck, aber auch Gedankenlosigkeit führen zu einer permanenten Ausbeutung der Ackerböden und einer Vernichtung aller darin enthaltenen Mineralstoffe.*

**Getreide ist ein wichtiger Selen-Lieferant, wobei 50 bis 75 Prozent bei der Mehlerzeugung vernichtet werden. Im braunen Naturreis ist das Spurenelement noch reichhaltig vorhanden.**

zusammen, daß nicht nur die Selen-Konzentrationen in verschiedenen Nahrungsmitteln extreme Unterschiede aufweisen, sondern daß auch die Verwertbarkeit ganz enorm schwankt. So enthalten z. B. Fleisch und Fisch viel Selen, dieses Selen hat aber bei weitem nicht die Bioverwertbarkeit wie das typische Pflanzen-Selen. Es hat deshalb wenig Sinn, seinen persönlichen Selen-Bedarf anhand von Mikrogrammtabellen zu errechnen.

### Wie Selen zerstört wird

Selbst wenn der Ackerboden reichlich Selen enthält, können bei Luftverschmutzung bestimmte Schwefel-Substanzen im sauren Regen die Selen-Aufnahme der Pflanzen fast auf Null drücken. Industrielle Verarbeitung oder auch heißes Kochen und Braten zerstört bis zu 45 Prozent der Selen-Moleküle. Bei der Mehlerzeugung gehen 50 bis 75 Prozent des kostbaren Spurenelements flöten. Brauner Naturreis enthält 15mal mehr Selen als weißer polierter Reis. Obwohl es all diesen Selen-Killern ausgeliefert ist, bleibt Getreide ein wichtiger Selen-Lieferant für unseren Stoffwechsel.

## Fleißarbeit im Immunsystem

Selen ist Bestandteil des Enzyms Glutathionperoxidase (GP), das man sich als schlagkräftige Polizeistreife im menschlichen Körper vorstellen kann, vier oder fünf Mann im schwerbewaffneten Panzerauto. Die Streife ist ständig auf der Suche nach Freien Radikalen, zerstörerischen Zellsubstanzen, die vorwiegend durch Einwirkung von Sauerstoff entstehen. Ein Beispiel: Wer richtig tüchtig und schweißtreibend irgendeine Sportart ausübt, verbraucht wesentlich mehr Sauerstoff und erzeugt deshalb auch wesentlich mehr Sauerstoffradikale. Gegen diese wirkt Selen bzw. das GP-Molekül als schwer bezwingbarer Immunschutz. Radikale aller Art sind grundsätzlich für das Altern unserer Körperzellen verantwortlich, daher ist Selen einer der bedeutenden Jungmacher.

### GP-Moleküle gegen Freie Radikale

Während die Immunsubstanz Vitamin E hauptsächlich die ölig-feuchte Schutzschicht der Zelle schützt, konzentrieren sich GP-Moleküle im wäßrigen Zellinnern sowie auch im Zellkern und in den vielen Mito-

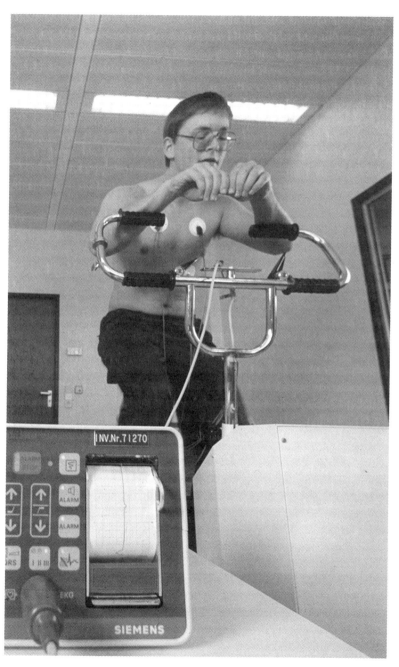

*Mit einem Belastungstest läßt sich ein drohender Herzinfarkt manchmal feststellen. Vorbeugen können Sie, indem Sie neben Vitamin E ausreichend Selen zu sich nehmen.*

chondrien (Energiebrennkammern) der Zelle – typischerweise dort, wo Freie Radikale besonders heftig angreifen wie im Auge. So können Augenzellen ohne Selen-Schutz schnell Opfer Freier Sauerstoffradikale sein.

### Wie wirkt Selen?

Selen arbeitet sehr eng mit Vitamin E zusammen; das Spurenelement sorgt dafür, daß unsere Gewebe elastisch bleiben, daß unsere Arterien nicht verstopfen und der Blutdruck nicht ansteigt und daß unsere Muskelzellen, insbesondere jene des Herzmuskels, stets ausreichend mit Sauerstoff versorgt werden. Darüber hinaus beugt Selen nicht nur Beschwerden und Krankheiten vor, sondern es beschleunigt auch die Heilung. Die Produktion von Antikörpern gegen Krankheitserreger und Zellgifte ist nämlich u. a. von Selen abhängig.

### Selen gegen Herzanfälle

Gemeinsam mit Vitamin E beugt das Spurenelement Angina pectoris und Herzanfällen vor (auch das EKG, das Elektrokardiogramm, kann sich deutlich verbessern), es hilft beim Ausscheiden giftiger Metalle wie Quecksilber, Cadmium und Silber, und es kann unter Umständen auch Unfruchtbarkeit beheben – im männlichen Hoden sind hohe Konzentrationen selenhaltiger Eiweißstoffe angereichert. Von großer Bedeutung für unser Wohlbefinden und unsere Vitalität ist das selenabhängige Enzym Deiodinase, das unser Schilddrüsenhormon erst richtig aktiv macht. Hier greift das Spurenelement in wichtigste Lebensprozesse ein. Biochemiker sind überzeugt, daß uns das Mineral Selen in den kommenden Jahren noch einige weitere Überraschungen bescheren wird – derzeit ist noch gar nicht abzusehen, wo überall Selen seine segensreiche Wirkung entfaltet.

*Selen ist Gesundheit aus der Natur, denn wir können damit nicht nur Krankheiten vorbeugen, sondern auch die Genesung beschleunigen, wenn wir eine ausgewogene Kost aus Gemüse, Fleisch und Milchprodukten zu uns nehmen.*

## Wofür Selen wichtig ist

- Immunschutz
- Kreislauf
- Herzfunktion
- Zeugungsfähigkeit
- Zellatmung
- Konzentrationsfähigkeit
- Sehschärfe
- Jugendlichkeit
- Wachstum
- Heilung und Regeneration

*Bestandteil wichtigster Enzyme*

# Kupfer glänzt auch in unserem Stoffwechsel

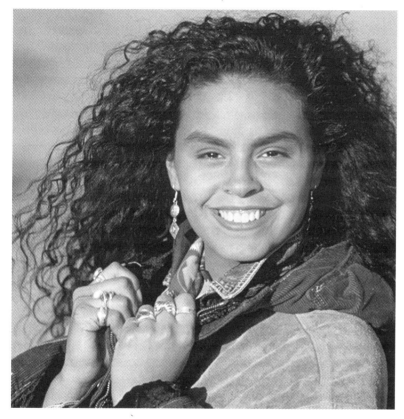

*Kupfer-Schmuck ist nicht nur sehr hübsch, dem Metall werden im Volksmund auch heilende Kräfte nachgesagt. So soll das Tragen von Kupfer-Armreifen vor Gelenkerkrankungen schützen.*

Es sieht hübsch aus, dieses rotgoldene, leuchtende Metall. Wegen seiner optimalen Dehn- und Leitungsfähigkeit wird es auch gern in Kabeln verarbeitet. Die Natur hat dem Element allerdings andere Aufgaben mitgegeben: Als Bestandteil wichtigster Enzyme ist Kupfer überall im Körper mit den unterschiedlichsten Aufgaben beschäftigt.

### Die Kupfer-Verteilung im Körper
Selen kann in höheren Konzentrationen giftig sein, geringste Unterschiede der Kupfer-Werte (also z. B. ein Zuviel oder Zuwenig) aber

**Wie sehr viele andere Mineralien und Spurenelemente hat Kupfer einen Gegenspieler im Organismus, der auf ein Zuviel oder Zuwenig reagiert, nämlich Zink.** können uns bereits krank machen. Eine Sonderrolle spielt dabei das in Gehirnzellen enthaltene Kupfer. Von den etwa 120 Milligramm dieses Spurenelements in unserem Körper befinden sich drei Viertel in Knochen und Muskeln, zehn Prozent in der Leber und neun Prozent (also vergleichsweise sehr viel) in unserem Gehirn.

Interessant ist eine andere Statistik:
Auf das Gramm berechnet, enthalten unsere Finger- und Zehennägel am meisten Kupfer, danach folgen die Nieren, die Leber und das Gehirn. Kupfer-Mangel spielt in unserem Organismus eine untergeordnete Rolle. Bei falscher Ernährung (z. B. zuwenig Zink) steigen aber Kupfer-Konzentrationen an, mit am ehesten im Gehirn. Die Folge: nervöse Störungen je nach Ausmaß der erhöhten Metallwerte.

Kupfer und Zink sind im Stoffwechsel Gegenspieler, die sich in Wirkung und Schaden ausbalancieren.

### *Kupfer in der Nahrung*
Am meisten Kupfer enthalten Schaltiere, Nüsse, Samen (z. B. auch Kakao), Gemüse, Leber und Nieren, vor allem aber unsere wichtigsten Spurenelementlieferanten Getreide und Naturreis. Ein Erwachsener nimmt pro Tag zwischen 1,5 und drei Milligramm Kupfer mit der Nahrung ein, genug um den tatsächlichen Bedarf von ca. 0,5 bis 0,8 Milligramm zu decken.

## Reich an Kupfer sind

- Vollkornprodukte
- Samen
- Nüsse
- Naturreis
- Leber
- Nieren
- Grünes Blattgemüse
- Trockenobst
- Pilze
- Tomaten
- Kartoffeln
- Fleisch

Unter allen Früchten enthält Avocado am meisten Kupfer, Milch und Käse sind arm an diesem Mineral. Melasse (der Rückstand bei der Zuckergewinnung) und Bierhefe enthalten neben anderen wertvollen Spurenelementen auch sehr viel Kupfer.

## Kupfer und andere Mineralien

Das Element Kupfer kann es überhaupt nicht leiden, wenn bestimmte Konkurrenzmineralien im Stoffwechsel zu massiert auftreten. Umgekehrt mögen es andere Biostoffe nicht, wenn zuviel Kupfer in den Zellen oder auch im Blut auftaucht. Wegen dieser ständigen störenden Wechselbeziehungen haben eine Reihe von Nährstoffen eine Konferenz abgehalten und sich auf Nährstoffrelationen verständigt, damit man sich gegenseitig nicht weh tut.

Wenn z.B. Kupfer fehlt, häuft sich Eisen in der Leber an, und es kommt zu Eisenmangel-Anämie, einer Form von Blutarmut. Möglicherweise kann aber auch zuviel Kupfer Anämie hervorrufen. Auf jeden Fall ist die sensible Balance zwischen Eisen und Kupfer für unsere Gesundheit sehr wichtig. Zuviel Eisen (z.B. in Form von Tabletten) kann wiederum zu einer Unterversorgung von Kupfer führen. Die beiden Spurenelemente Eisen und Kupfer unterdrücken sich gegenseitig ebenso wie Zink und Kupfer. Wenn eine Zeitlang zuviel Zink in den Körper gelangt, wird Kupfer in Darmwänden gefangen und kann nicht verwertet werden. Dies kann unter Umständen passieren, wenn Zink-Tabletten als Nahrungsergänzung über längere Zeit eingenommen werden.

**In Verbindung mit Eiweißstoffen übernimmt Kupfer nicht nur Aufgaben im Immunsystem, sondern transportiert auch Eisen, das für die Atmung unserer 70 Billionen Körperzellen nötig ist.**

Das gesunde Getreide-Zink hingegen enthält Kupfer in einem natürlichen Verhältnis und garantiert somit sowohl ausreichend Zink als auch Kupfer für den Stoffwechsel.

## Kupfer – der gute Freund in unserem Innern

Ganz auf sich allein gestellt, ist Kupfer wirkungslos. Wenn es sich jedoch mit bestimmten Eiweißstoffen verbindet und dabei z.B. Enzyme oder Bluttransportkörper bildet, wird es quicklebendig und sehr unternehmungslustig. Als Teil eines Transportmoleküls greift es bereits außerhalb der Zellen Sauerstoffradikale an. Im Innern unserer 70 Billionen Körperzellen wird Kupfer vom Molekül eines starken Immunschutzkörpers umschlossen, der besonders gefährliche Freie Radikale beseitigt. In diesem Molekül kämpft Kupfer übrigens mit seinem Spurenelementbruder Zink Seite an Seite und ist darüber hinaus generell im Stoffwechsel auf ihn angewiesen.

Das oben genannte Transportmolekül ist mit sechs, möglicherweise auch mit sieben Kupfer-Atomen aufgeladen; es sorgt dafür, daß Eisen aus seinen Lagerdepots geschafft und im Knochenmark an die Fabriken für rote Blutkörperchen ausgeliefert wird. Für Eisen ist Kupfer also ein ganz wichtiger Verbündeter.

Ansonsten mischt Kupfer überall dort mit, wo wichtige Stoffwechselreaktionen anstehen.

## *Kupfer für äußere Schönheit*

*Schon wieder ein graues Haar! Nicht erschrecken, vielleicht fehlt Ihnen einfach Kupfer, und Sie können die Farbe ins Haar »essen«.*

Die Zellen des Bindegewebes scheiden nämlich (wenn sie gut genährt sind) ständig ein Kupfer-Protein aus, das wie ein unermüdlicher Webstuhl Kollagen- und Elastinfasern miteinander verschweißt und verknüpft. Auf diese Weise sorgt Kupfer auch für die elastische Festigkeit aller unserer Blutgefäße. In der Haut wird das Farbpigment, das uns so schön bräunt, ebenfalls von einem Kupfer-Enzym gebaut. Dasselbe Enzym ist der Farbgeber für unsere Augen und unser Haar. Wenn unser vorher so schön blondes, braunes, rotes oder schwarzes Haar auf einmal grau und weiß wird, fehlen die Pigmente – in manchen Fällen Ursache von Kupfer-Mangel, der schließlich auch spontan und kurzfristig auftreten kann. Andererseits hilft Kupfer auch beim Abbau überschüssiger Hormone, wie beispielsweise Histamin; dieser Eiweißstoff ist für lästige Schwellungen und Rötungen bei Entzündungen verantwortlich. Das Element wagt sich aber auch in die »Höhle des Löwen«, nämlich mitten hinein in die Energiebrennkammern (Mitochondrien) unserer Körperzellen. Dort ist es Bestandteil eines Enzyms, das Biochemiker überhaupt als allerwichtigstes Enzym auf der Welt bezeichnen. Es ist nämlich Schaltstelle des explosiven Elektronentransports und ermöglicht die Bildung des Energiemoleküls ATP (Adenosintriphosphat). Je mehr ATP z. B. in unseren Muskeln steckt, desto kraftstrotzender sind wir, und desto besser sind wir drauf. Das Enzym mit seinen Kupfer-Anteilen ist verständlicherweise am höchsten in Herzmuskel- und in Gehirnzellen konzentriert, die ja nun auch tagaus, tagein am meisten leisten müssen.

## *Kupfer für die innere Schönheit*

Glück, jubelnde Lebensfreude, Euphorie, Begeisterung, Sichverlieben, Entzücken sind übrigens auch im Prinzip ganz simple biochemische Vorgänge, aufgebaut auf Eiweiß und Enzymen. Da gibt es im Gehirn und im Nervensystem einen Nervenleit- oder Nervenreizstoff (Neurotransmitter) mit der Bezeichnung »Dopamin«, der uns in eine friedlich-heitere, harmonische Stimmungslage versetzt. Dopamin ist aber auch Vorstufe eines anderen Nervenleitstoffs, nämlich des Noradrenalins, des eigentlichen »Happy-Machers«. Für den Stoffwechsel ist es ein Klacks, innerhalb von Zehntelsekunden in Milliarden Gehirn- und Nervenzellen aus Dopamin Noradrenalin zu machen, also unsere Stimmungslage von behaglicher Zufriedenheit zu optimistischer Begeisterung zu steigern. Dazu wiederum ist allerdings ein Enzym notwendig, das (so ganz genau weiß man es nicht) zwei oder vier, wahrscheinlich aber sogar acht Kupfer-Atome enthält. Was übrigens ganz interessant ist: Das Enzym ist auch im Nebennierenmark konzentriert, wo es Adrenalin herstellt, ebenfalls ein wichtiges Streßhormon, das wach und konzentriert macht. Im Gegensatz zu dem in Gehirn und Nerven synthetisierten Noradrenalin macht Adrenalin aber nicht gleichzeitig euphorisch. Es ist immer wieder höchst interessant zu sehen, wie Biostoffe im Verbund unseren Körper und unsere Seele in Schuß halten.

## *Eine Sonderrolle für die Nerven*

Je nachdem, wie hoch die Konzentrationen sind, hilft oder schadet Kupfer den Nerven. Das Mineral ist z. B. maßgeblich am Bau und beständigen Neuaufbau der Schutzschicht der Nervenzelle beteiligt. Das ist eine ölig-feuchte Haut, die wie ein betriebsamer Empfangsbahnhof für eintreffende Nährstoffe und andere Biosubstanzen dient und die Zelle gleichzeitig vor attackierenden Krankheitserregern schützt. Von ganz entscheidender Bedeutung für unsere Nervenlage ist der Feuchtigkeitsgrad dieser Schicht, für den ein Kupfer-Enzym mitverantwortlich ist. Mitunter haben wir typischen Mitteleuropäer jahrelang ausreichend Kupfer in uns, dann aber wieder kann es sein, daß irgendwann mal ein paar Wochen oder Tage lang überhaupt kein Kupfer auf dem Porzellanteller liegt. Dann wird's allerdings gefährlich: Die Schutzschichten aller Nervenzellen verdünnen sich gleichzeitig, und es besteht die Riesengefahr von Nervenentzündungen oder auch von Gewebstod im Nervengewebe mit schweren bis schwersten Symptomen. Deshalb dürfen wir unsere Kupfer-Versorgung nie auf die leichte Schulter nehmen – ein Grund mehr, seinen Speiseplan stets auf dem Katalog gesunder Nahrungsmittel aufzubauen: Vollkornprodukte, Salat, Rohkost, Gemüse, Obst, Kartoffeln, Naturreis, Eier, Käse, Fleisch, Fisch, Geflügel.

**Aggressionen und die Unfähigkeit, Konflikte auszuhalten, lassen auf ein dünnes Nervenkostüm schließen. Ursache ist die Zerstörung der Schutzschicht der Nervenzellen durch zuviel Fleisch, Fett und Süßes.**

*Sonnenstrahlen stimulieren die Produktion von Hautpigmenten, wodurch zuviel Kupfer vor allem in Gehirn und Nerven abgebaut wird.*

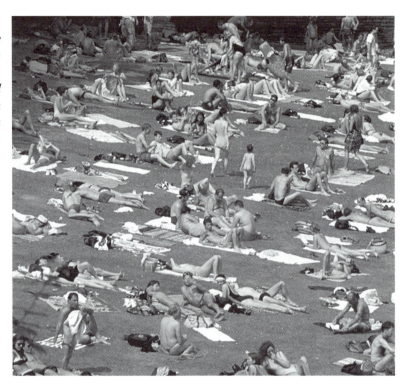

## Zuviel Kupfer kann schädlich sein

Wir alle kennen das Gefühl von Vitalität und Lebensfreude nach einem ausgiebigen Sonnenbad. Es rührt daher, daß überschüssiges Kupfer bei der Produktion von Hautpigmenten verbraucht wird. Gehirn und Nerven befreien sich dabei von einem Spurenelement, das in zu hoher Konzentration nervös und sogar unglücklich macht.

### Folgen von zuviel Kupfer

- Bluthochdruck
- Nierenleiden
- Psychische Störungen

Mit den in Spuren vorkommenden Nahrungsmetallen ist nämlich nicht zu spaßen. Die giftigen Schwermetalle Blei, Cadmium, Quecksilber und auch Kupfer reichern sich mit zunehmendem Alter in Körperzellen an und verursachen Krankheiten.

## Risikofaktoren

- Blutdruck
- Rauchen
- Pille
- Kupfer-Anreicherungen bei Frauen durch Östrogen
- Reduzierte Eisen-Verwertung bei Schwangerschaften

### *Erhöhte Kupfer-Werte*

Die Leber von Neugeborenen enthält bis zu siebenmal mehr Kupfer als die Leber eines Erwachsenen. Es dauert bis zu 15 Jahre, bis die Kupfer-Konzentrationen auf ein Normalmaß abgesunken sind. Entsprechend sind auch die Lebern von Jungtieren (z. B. Kalb) mit überhohen Kupfer-Werten angereichert – ein Grund, solche Lebensmittel in Maßen zu essen. Ursache erhöhter Kupfer-Werte ist indes äußerst selten zuviel Kupfer auf dem Essensteller, vielmehr zuwenig Zink in der Nahrung. Ohne Zink binden sich Schwermetalle in Zellen, ohne daß wir es merken. Wenn bestimmte Zink-Enzyme im Gehirn fehlen, können verbrauchte Eiweißstoffe nicht ausreichend abgebaut werden: Der Umsatz wichtiger Nervenreizstoffe wie z. B. Serotonin (für Gelassenheit, innere Ruhe, Schlaf) sinkt, und die Kupfer-Konzentrationen steigen. Ähnlich wirkt überschüssiges Kupfer bei anderen Nervenstoffen wie z. B. Histamin, einem unerläßlichen Biofutter für das Gehirn.

Zuviel Kupfer bremst im Fall von Schwangerschaften die Eisen-Verwertung mit der Folge bestimmter Formen von Anämie. Wenn die vom Arzt verordnete Eisen-Substitution nicht greift, ist dies manchmal Indiz für krankhaft überhöhte Kupfer-Ansammlungen – mögliche Ursache dafür, daß Frauen nach der Entbindung oft unter depressiven Verstimmungen und einer Art seelischen Leere leiden. Weiterer ungebremster Zustrom von Kupfer in Gehirnzellen kann zu schweren psychischen Krankheiten wie z. B. Schizophrenie führen.

**Die Geburt eines Kindes ist eine große Freude. Wenn Sie sich danach aber niedergeschlagen fühlen, kann das auf eine zu hohe Kupfer-Konzentration zurückzuführen sein.**

# Fluorid – der gute Freund unserer Knochen

Das Element Fluor ist ein grünlichgelbes giftiges Gas, das zum Glück in der Natur nie allein vorkommt. Dafür wimmelt es in Ozeanen und Erdkrusten von Fluoriden; das sind Salze dieses Elements. Ähnlich wie Selen und Kupfer haben auch Fluoride nur eine sehr schmale Bandbreite zwischen Nutzen und Schaden. Während ein Mangel an Fluoriden nicht unbedingt zu Beschwerden führen muß, wirkt ein Zuviel schnell giftig.

*Fluoride sind eine wichtige Knochensubstanz. Sie verhindern den Abbau von Zahnschmelz und begünstigen die Remineralisation in schon vorhandenen Karieslöchern. In höherer Konzentration wirken Fluoride auch direkt auf die Bakterien.*

## *Festigkeit für die Knochen*

Das meiste Fluorid steckt in unseren Knochen, wo es sich u. a. mit Kalzium zu einer Substanz formt, die Knochen festigt und auch den Zahnschmelz kräftigt. Darüber hinaus kurbeln Fluoride aktiv die Kristallisation von Knochenmineralien an, helfen deshalb unter Umständen gegen Osteoporose, einen vor allem bei Frauen alters- und hormonbedingten Knochenschwund. Möglicherweise sind Fluoride auch ein wichtiger Faktor für das Knochenwachstum, ein Mangel also Ursache von Wachstumsstörungen.

Besonders reich an Fluoriden sind Meeresfisch, Krabben, Käse, Fleisch und Tee. Rund 90 Prozent der darin enthaltenen Fluoride gelangen in den Blutstrom. Die Hälfte der Blut-Fluoride wird gleich wieder über den Urin ausgeschieden, die andere Hälfte zum größten Teil in Knochen und Zähne eingebaut.

## *Schutz für die Zähne*

Fluoride bilden eine wirksame Abwehr gegen Karies, solange die Zahnpasta nicht durch Speichel verwässert wird. Es gibt aber auch Erkenntnisse, denen zufolge auch bei Fluorid-Entzug keine erhöhte Kariesgefahr besteht, solange die Ernährung gesund ist, nichts Süßes und keine Mehlerzeugnisse enthält.

## *Zuviel ist ungesund*

Eine zu große Menge an Fluoriden kann Zähnen und Knochen schaden, eine sogenannte Dentalfluorose auslösen (brüchige, kalkweiße oder auch bräunliche Zähne vorwiegend bei Kindern) oder zu Osteo-

*Festigkeit für die Zähne*

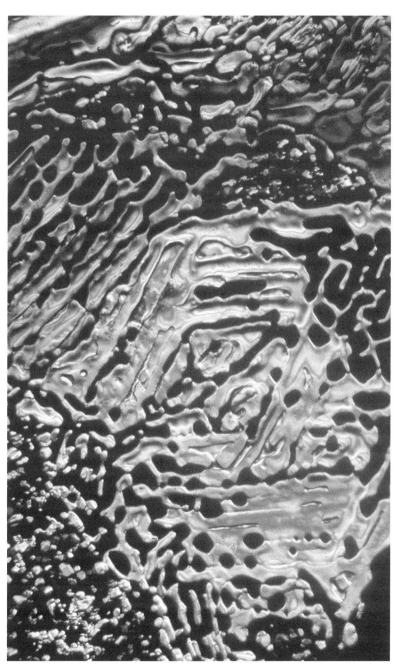

*Bislang galten Fluoride – hier eine Mikroaufnahme in polarisiertem Licht – in Zahnpasten als ideal gegen Karies. Bei Kinderzähnen, die noch in der Entwicklung sind, bauen sich Fluoride tatsächlich in die harte Zahn- und Knochensubstanz ein. Mit zunehmendem Alter, das heißt schon ab 30, können die Zähne und Knochen jedoch immer weniger Fluoride aufnehmen und einbauen.*

porose führen. Außerdem können Gelenke und Sehnen verkalken, vermutlich deshalb, weil eine extrem überhöhte Fluorid-Zufuhr zu einer Entgleisung der Produktion von Schilddrüsenhormonen führt. Ein physiologisches Ungleichgewicht von Fluoriden zerstört außerdem wichtige Enzyme, beispielsweise das Enzym für die Verwertbarkeit von Vitaminen. Aus der Balance geratene Fluorid-Konzentrationen können darüber hinaus Gehirngewebe nachhaltig schädigen und das unendlich fein abgestimmte Netzwerk der Hormone und Nervenpeptide stören.

### *Fluor im Trinkwasser*

Diese Fälle sind freilich selten, gefährlich werden Fluoride wohl erst dann, wenn sie längere Zeit in zu hoher Dosierung ins Blut und zu den Zellen gelangen. In bestimmten Gegenden Indiens und Chinas, deren Boden und Gewässer extrem viel Fluoride enthalten, sind fluorbedingte Krankheiten häufig. Wie genau diese entstehen, ist noch nicht erforscht. Sicher ist jedoch ein gestörtes Verhältnis von Fluoriden und Kalzium dafür verantwortlich.

**Achten Sie darauf, daß Ihre Kinder keine Zahnpasta schlucken, denn zuviel Fluoride können das Zusammenspiel von Hormonen und Nervenpeptiden empfindlich stören.**

## Wissenswertes über Fluor

- Fluor ist nur in Form seiner Salze, der Fluoride, wirksam.

- Fluoride sind für die Gesundheit unserer Knochen und Zähne sehr nützlich, aber nur, wenn sie in natürlichen Lebensmitteln eingenommen werden, also im biologisch gesunden Verhältnis zu anderen Nährstoffen, insbesondere zu Kalzium.

- Besonders reich an Fluoriden sind Meeresfrüchte, Käse und Teeblätter sowie auch Fleisch.

- Eine extrem hohe Zufuhr von Fluoriden – möglicherweise durch geschluckte Zahnpasta – kann schaden, vor allem Knochen und Zähnen, die ansonsten dem Element ihre Gesundheit verdanken. Auch spezielle sensible Enzyme werden durch Fluorid-Gifte zerstört.

# Kobalt als Kern eines Vitamins

Den Biochemikern ist es nach wie vor ein Rätsel: Das Schwermetall Kobalt spielt für unseren Stoffwechsel lediglich als zentrale Mitte des Vitamins Cobalamin (B12) eine Rolle. Von diesem Vitamin brauchen wir Menschen in unserem ganzen Leben nicht mehr, als ein Weizenkorn wiegt. Dabei ist der Gewichtsanteil des Elements innerhalb des Vitamins minimal: Ein »Sandkorn« Kobalt hält uns 80, 90 oder mehr Jahre am Leben. Ohne dieses Element aber ist Leben unmöglich.

Fast scheint es, als hätte die Natur bei der Schöpfung aller Existenz dieses zur Eisen-Gruppe zählende Spurenelement zunächst mal ganz übersehen. Dann aber wurde ihr bewußt, daß gerade dieses Metall enorm verwendbar ist. Und sie hat es dann mitten in ein unendlich komplex strukturiertes Vitamin hineingesetzt, in ein labyrinthisch verzweigtes Gebilde aus Kohlenstoff-, Sauerstoff-, Wasserstoff- und Stickstoffteilchen. Kobalt bindet dieses erstaunliche Gebilde, und es verleiht ihm seine absolut unvergleichliche Dynamik.

**Kobalt wird nur in verschwindend geringen Mengen benötigt, und zwar für das Vitamin Cobalamin, das die Produktion von roten Blutkörperchen und Enzymen bewirkt.**

## *Ein rätselvolles Element*

Ob Kobalt darüber hinaus für unsere komplizierte Stoffwechselwelt wichtig ist – auch dies bleibt vorerst ein Mysterium. Interessant ist auf jeden Fall, daß nur zehn Prozent allen Kobalts im Körper in Vitaminform existiert. Daher ist es durchaus möglich, daß das Vitamin Cobalamin innerhalb und außerhalb unserer 70 Billionen Körperzellen hin und wieder Kobalt-Ionen für andere chemische Reaktionen abgibt und bereitstellt, möglicherweise für ein bestimmtes Eiweißenzym, aber auch – ganz vitaminunabhängig – für die Produktion der roten Blutkörperchen. Nach neuen Erkenntnissen ist Kobalt möglicherweise an der Funktion der Schilddrüse beteiligt. Wir Mitteleuropäer haben (aufgrund unserer meist sehr ungesunden Kost) bis zu zehnmal weniger Kobalt in unseren Zellen – vielleicht ein Grund, weshalb uns Tiere in freier Natur in bezug auf fast alle Lebensprozesse weit überlegen sind.

Abgesehen vom Vitamin-Kobalt nehmen wir täglich etwa zehn millionstel Gramm von diesem Spurenelement aus Gemüse und Vollkornprodukten auf. Die Kobalt-Salze (in Pflanzen) sind gut löslich und werden schnell durch die Darmschleimhaut ins Blut aufgenommen.

### Eisen-Mangel führt zu erhöhter Kobalt-Aufnahme

Dies kann geschehen, weil Kobalt und Eisen beim Zugang zu den Transporttaxis miteinander konkurrieren. Bei gesunder Ernährung hingegen sorgt Eisen dafür, daß Kobalt (das in überhöhten Mengen auch giftig sein kann) nur im physiologisch günstigen Verhältnis ins Blut gelangt. Zuviel Kobalt kann zu einer Vergrößerung der Schilddrüse führen (Kropf), außerdem Herzfunktionsstörungen, Blässe, Müdigkeit, Durchfall, eine erhöhte Produktion roter Blutkörperchen sowie Taubheit in Fingern und Füßen hervorrufen. Derlei Kobalt-Vergiftungen sind jedoch äußerst selten. Sie kommen vor bei extremem Eisen-Mangel, wenn Kobalt von Ärzten aufgrund eines Mangels an roten Blutkörperchen injiziert wird, bei Vitamin-B12-Mangel und auch bei erheblicher Eiweißunterversorgung – übrigens allesamt Symptome, unter denen starke Trinker oder Alkoholiker leiden. Eine gesunde eiweißreiche Kost ist deshalb das beste Mittel, um den Kobalt-Status im Körper zu korrigieren.

**Kobalt und Eisen stehen bei der Aufnahme ins Blut in enger Wechselbeziehung, weshalb eine ausgewogene eiweißreiche Kost für das richtige Maß beider Mineralien im Organismus sorgt.**

## Wissenswertes über Kobalt

- Das sehr seltene Schwermetall spielt für unseren Stoffwechsel eigentlich nur als zentraler Teil von Vitamin B12 eine Rolle.
- Viele von uns leiden deshalb unter Kobalt- bzw. Vitamin-B12-Mangel, weil unsere Ackerböden durch chemische Mittel verseucht und die Vitamine abgetötet sind. Die vorwiegend vegetarisch lebende Landbevölkerung Indiens bezieht ihr Kobalt bzw. ihr Vitamin B12 aus winzigen lebenden Käfern und Insekten.
- Vitamin-Kobalt ist absolut unersetzlich für die Produktion roter Blutkörperchen und von Enzymen. Wir beziehen es aus tierischer Nahrung, aber auch unsere Darmflora kann Vitamin B12 aus Bakterien, Hefen usw. herstellen.
- Vitaminunabhängiges Kobalt spielt möglicherweise eine bedeutende Rolle für weitere Stoffwechselprozesse.
- Eine gesunde eiweißreiche Kost (stets aus naturbelassenen Lebensmitteln) ist die beste Voraussetzung für ausreichende Kobalt-Versorgung.

# Warum Silizium für eine schöne Haut so wichtig ist

Da stehen wir vor dem Spiegel – und die Haut ist welk und alt. Ursache kann ein Mangel an dem Spurenelement Silizium sein bzw. der Silizium-Verbindung Kieselerde. Das zur Kohlenstoffgruppe zählende Halbmetall ist nach dem Sauerstoff das am meisten verbreitete Element – Grund genug zu fragen, ob wir auch ausreichend Silizium in unserem Körper haben.

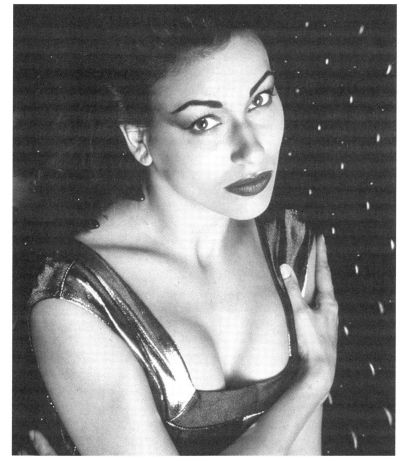

*Mit etwa zwei Quadratmetern ist die Haut unser größtes Organ. Doch die 13 Millionen Hautzellen pro Quadratzentimeter bekommen oft nur 40 Prozent der Biostoffe wie Eiweiß, Vitamine und Spurenelemente, die sie für ihre Gesundheit und damit auch Schönheit brauchen.*

Silizium-Mangel führt prompt zu Hauterkrankungen. Das Element ist nämlich wesentlicher Bestandteil von Bindegewebe, auch von Knorpelgewebe in Gelenken. Die Fasern, die ein gesundes Bindegewebe so wundervoll zu einem elastischen, unzerreißbaren Gewebe verknüpfen, brauchen dringend Silizium. Kinder und Heranwachsende haben deshalb besonders hohe Silizium-Konzentrationen im Bindegewebe. Dementsprechend sollten Erwachsene, die nicht zu früh altern möchten, auch auf ausreichende Silizium-Zufuhr achten.

Auch der Haarbalg, aus dem kräftiges neues Haar sprießt, braucht Silizium, ebenso unsere Gefäßwände (Arterien und Venen), die ja auch von elastisch-kräftigem Bindegewebe gestützt sind. Weil das Spurenelement so wichtig für unser Bindegewebe ist, spielt es auch eine bedeutende Rolle beim Aufbau starker Knochen.

## *Silizium in der Nahrung*

**Täglich ein Müsli aus selbstgemahlenem Getreide versorgt die Haut mit allen wichtigen Spurenelementen.**

Wir Menschen brauchen pro Tag nur etwa zwischen 5 und 20 Milligramm Silizium. Obwohl Silizium Bestandteil des Bindegewebes ist, bringt uns tierische Nahrung wie Fleisch wenig verwertbares Silizium; das meiste beziehen wir aus Pflanzen, vor allem aus Vollkorngetreide und Knollengemüse, speziell aus Ballaststoffen. Das darin enthaltene Spurenelement hilft unserem Gehirn, denn es wird dadurch von schädlichen Schwermetallen wie z. B. Aluminium entgiftet. Silizium in Form von Kieselerde einzunehmen ist wenig nützlich, denn ein Überschuß wird schnell über den Urin ausgeschieden.

Wieviel Silizium unser Körper nun eigentlich enthält – darüber gibt es wenig Erkenntnisse. Interessanterweise enthalten unsere Lymphknoten viel von dem Mineral – warum, das ist ebenfalls unbekannt. Wahrscheinlich gelangen nur zwischen 30 und 50 Prozent des Siliziums, das wir über die tägliche Nahrung aufnehmen, ins Blut. Ballaststoffarme Kost mit einem geringen Anteil an Vollkornprodukten führt zu einer Verarmung an dem wichtigen Haut- und Haarstoff Silizium. Schon in Pflanzen sorgt Silizium für kerngesunde, feste Zellwände. Es ist deshalb keine Überraschung, daß Arterien, Venen und Lymphgefäße, speziell deren innerste Schicht, extrem hohe Silizium-Werte aufweisen. Die Entwicklung einer Arteriosklerose kann dementsprechend ihre Ursache in Silizium-Mangel haben. Neue Studien belegen, daß Silizium-Mangel den Aufbau sogenannter Plaques in Gefäßen fördert.

## Wissenswertes über Silizium

- Das Mineral ist nach Sauerstoff das in der Natur am meisten verbreitete Element.
- Ein Mangel führt zu Hauterkrankungen, insbesondere zu einer Schwächung von Bindegewebe und Kollagen sowie aller Gefäßwände von Arterien, Venen und Lymphgefäßen.
- Auch für die Neubildung von kräftigem Haar ist Silizium unerläßlich sowie für die Gesundheit unserer Knochen.
- Tierische Nahrung wie Fleisch, Fisch, Geflügel oder Käse liefert unserem Stoffwechsel wenig verwertbares Silizium. Vier wichtiger: Ballaststoffe oder ganz allgemein pflanzliche Kost.
- Das Spurenelement ist für unser Gehirn wichtig, weil es von schädlichen, giftigen Schwermetallen wie z. B. Aluminium reinigt.
- Silizium beugt Arteriosklerose vor.
- Unser Stoffwechsel braucht täglich nur äußerst geringe Mengen dieses Elements – nicht mehr als etwa 30 Milligramm.

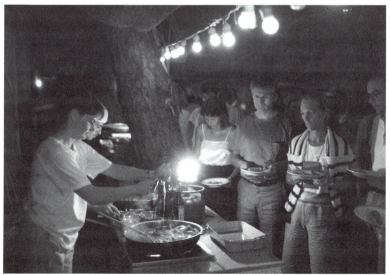

*Mit leckeren Gerichten aus pflanzlichen Grundbestandteilen ist ein Sommerfest nicht nur für die Seele wohltuend, sondern auch für den Stoffwechsel – vorausgesetzt, der Alkoholkonsum hält sich in Grenzen.*

# Molybdän als Lebensspender

Das Metall ist silbriggrau, hart und spröde, ideal als Legierung, um z. B. Sägeblätter härter, schärfer und widerstandsfähiger zu machen. Auf die Idee, daß es für unseren Organismus nützlich sein könnte, kamen Stoffwechselexperten denn auch erst spät, nämlich im Jahr 1953. Sie wunderten sich schon lange darüber, daß das Metall in praktisch allen pflanzlichen und tierischen Geweben enthalten ist.

Dabei stecken in unserem Körper nur verschwindend geringe Mengen von Molybdän, im Gegensatz zu dem ebenfalls sehr seltenen Spurenelement Kupfer, das in 500fach höherer Konzentration in unserem Blut kreist. Ohne Molybdän werden wir aber krank, wir brauchen täglich wenigstens den fünften Teil eines tausendstel Gramms davon.

## *Enzyme aus der Erdkruste*

*Obwohl wir nur eine verschwindend geringe Menge täglich davon brauchen, werden wir ohne Molybdän krank.*

In Currywurst mit Pommes, typischen Mikrowellengerichten, Kuchen und Süßigkeiten findet man die kostbaren Molybdän-Atome noch nicht mal mit dem Elektronenmikroskop. Das Spurenelement ist nämlich nur im Wertvollsten eingeschlossen, was die Natur uns anbietet: in den Keimlingen des Getreidekorns oder überhaupt in allen Samen für

## Wissenswertes über Molybdän

- Das Spurenelement brauchen wir nur in verschwindend geringen Mengen. Trotzdem ist es in jeder Zelle Teil allerwichtigster lebenserhaltender Enzyme.
- Alles, was in unserem Stoffwechsel mit Eisen, Kupfer, Schwefel sowie schwefelhaltigem Eiweiß zusammenhängt, ist in höchstem Grad von der Gegenwart des Molybdäns abhängig.
- Falsche Ernährung (Kantinenessen, Mikrowellen-, Dosen- und Fertiggerichte usw.) führt über Jahre hinweg zu Molybdän-Mangel.
- Besonders reich an diesem Enzymespender sind Vollkorn, Naturreis, Hülsenfrüchte, Milch und Käse.

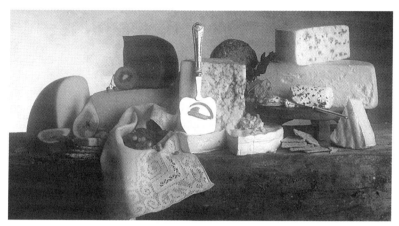

*Neben Vollkorn, Naturreis und Hülsenfrüchten ist Molybdän ganz besonders reich in Käse enthalten. Machen Sie es doch wie die Südländer: nach dem Essen ein Stück Käse.*

neues Leben, beispielsweise in guter Konzentration in Bohnen. Das ganze Molybdän in sonst sehr nährstoffreichen Zuckerrüben steckt in der Melasse, dem sogenannten Abfall. Und bei der Mehlerzeugung wird ebenfalls alles Molybdän abgetrennt. So schleicht sich bei vielen von uns über Jahre hinweg ein verhängnisvoller Molybdän-Mangel ein – mit beträchtlichen Folgen.

## *Bindeglied für andere*

Molybdän hat sich in Jahrmillionen in unserem Stoffwechsel mit den Mineralien Schwefel, Eisen und Kupfer angefreundet, arbeitet mit ihnen eng zusammen. Wir können also z. B. Eisen-Tabletten schlucken soviel wir wollen – darüber freut sich nur die Pharmaindustrie, für unsere Körperzellen ist dieses Eisen ohne Molybdän praktisch nur Schrott. Molybdän ist Teil mehrerer wichtiger Enzyme für die Schwefel-Verwertung, den Purinstoffwechsel und vor allem auch für die Funktion der Energieprozesse in allen Zellen. Die Molybdän-Enzyme sind sehr labil und verletzlich, sie zerfallen schnell, und ihre exakte Molekülstruktur kann nie definitiv erfaßt werden. Beim Stoffwechsel aller schwefelhaltigen Eiweißbausteine (Aminosäuren) geht jedoch ohne Molybdän gar nichts. Man kann dies vergleichen mit einem nagelneuen Luxusauto ohne Batterie bzw. mit einer Batterie, die nicht angeklemmt ist. Das Auto ist unser Stoffwechsel, und die Batterieklemme ist das Molybdän-Atom. So phantastisch die komplizierte Maschinerie auch in Schuß sein mag – ohne das unabdingbare zusätzliche Element ist und bleibt sie tot.

Molybdän greift nach neuen Erkenntnissen tief in das lebendige Geschehen in den »Bahnhöfen« von Körperzellen – übrigens auch in den Hunderttausenden Nährstoffempfangsstationen im Innern einer jeden Zelle – ein. Hier regiert ein Kosmos an Rezeptoren (Reizaufnahmeplätzen), Schaltstellen, Enzymen, hormonähnlichen Botenstoffen – und dies ist die eigentliche Heimat des faszinierenden Metalls Molybdän. Eine besondere Vorliebe zeigt das Atom für Hormone wie z. B. Cortisol, die entzündungshemmend wirken und uns gegen Streß wappnen.

# Boron – Spurenelement mit Überraschungen

**Ähnlich wie Molybdän ist Boron für das reibungslose Zusammenspiel anderer Mineralien verantwortlich.**

In jedem Gramm unseres Körpers steckt etwa der zehnte Teil eines millionstel Gramms Boron. Kurioserweise beherrscht aber selbst diese Minikonzentration wichtige Stoffwechselfunktionen. Welche dies sind – dem kommen die Zellbiochemiker erst jetzt auf die Spur. Sie entdeckten z. B. etwas höchst Interessantes: Das Mineral konzentriert sich vornehmlich in den Knochen, auch in Milz und Schilddrüse.

Gleichzeitig kommt man nun auch drauf, daß Boron in Pflanzen eine aktive Rolle spielt, so vor allem bei der Kontrolle der Vielfalt pflanzlicher Hormone. Mit Hilfe dieser Hormone reagieren Pflanzen in unvorstellbarer Zartheit und Sensitivität auf minimalste Temperatur- oder Lichtschwankungen, auf Insekten, Luftdruck, Schadstoffe oder andere Einflüsse. Daß Boron (ähnlich wie Molybdän) seinen Arbeitsplatz in der Schutzschicht der Zellen sucht, ist deshalb keine Überraschung.

### *Schaltstelle für Mineralien*

Wie ein winziger Computerchip regelt Boron von der Zellschutzschicht aus den Stoffwechsel viel größerer Mineralien (wie z. B. Kalzium) oder von Eiweißstoffen. Weil die Boron-Atome viel zu schmächtig sind, stimulieren sie zu diesem Zweck ganz einfach eine Reihe potenter Enzyme. Wahrscheinlich ist das kleine Mineral in der Zukunft noch für viele weitere Überraschungen gut – für uns Menschen ist immerhin recht neu, daß Boron für den Knochenbau so wichtig ist.

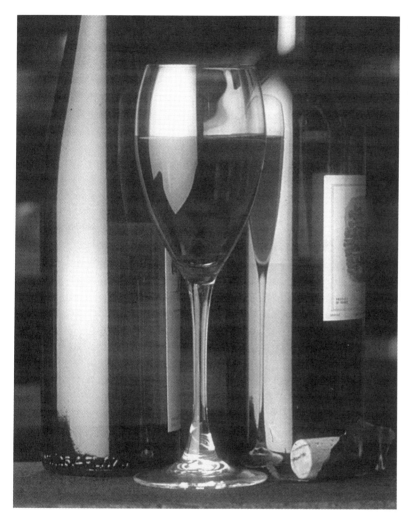

*In Maßen genossen, können Sie sich über ein Gläschen Wein durchaus die nötige Menge Boron zuführen.*

Wichtige Knochenmineralien wie Kalzium, Phosphor und Magnesium werden unter Boron-Mangel schlechter verwertet, als wenn ausreichend Boron in der Nahrung vorhanden ist. Es stellt sich nun heraus, daß eine boronarme Ernährungsweise zu erhöhten Ausscheidungen von Kalzium und Magnesium über den Urin führt – eine Nachricht, die insbesondere für Frauen nach der Menopause von Bedeutung ist, die hormonbedingt (Östrogenmangel) pro Jahr ohnehin bis zu eineinhalb Prozent ihrer Knochenmasse verlieren.

### Der neue Liebling der Biochemiker

In einer interessanten Studie haben Wissenschaftler in den USA 167 Tage lang zwölf Frauen beobachtet, die ihre Wechseljahre hinter sich hatten. Die Versuchspersonen wurden sehr streng überwacht und nach einem genauen Essensplan ernährt. 119 Tage lang wurden sie mit einer ganz normalen und gesunden Mischkost ernährt, danach erhielten sie 48 Tage lang pro Tag einen Nahrungszusatz von drei Milligramm Boron. Das Ergebnis war erstaunlich: Die Boron-Gaben führten ganz eindeutig zu niedrigeren Konzentrationen des Knochenminerals Kalzium im wäßrigen Bestandteil des Blutes (Blutserum) sowie auch zu verringerter Urinausscheidung von Kalzium und Magnesium. Statt dessen waren die Blutwerte von Östrogen und von Kalzium erhöht. U. a. hat also der Stoffwechsel das ganze Kalzium – anstatt es auszuscheiden – wieder in die Knochen geschickt, um diese zu festigen.

*Frauen nach der Menopause sollten auf genügend Boron in der Nahrung achten, denn sonst wird zuviel Kalzium ausgeschieden, und es kommt zum Abbau von Knochenmasse.*

## Wissenswertes über Boron

- Das Spurenelement ist hauptsächlich in Früchten (aber weniger in Zitrusfrüchten wie Zitronen oder Orangen), Nüssen, Blattgemüse und Hülsenfrüchten enthalten. Auch Wein und Bier enthalten viel Boron, tierische Lebensmittel hingegen nur wenig.
- Den für unseren Stoffwechsel notwendigen Bedarf an Boron von einem bis sieben Milligramm pro Tag decken wir ziemlich problemlos durch eine gesunde obst- und gemüsereiche Kost.
- Boron bremst bei Frauen nach der Menopause Kalzium-Verluste, vor allem im morgendlichen Urin. Es erhöht und stabilisiert Östrogenwerte, kurbelt den Stoffwechsel von Hormonen an, die für den Knochenbau zuständig sind, und bildet einen wesentlichen Faktor für die Kalzium-Verwertung.
- Darüber hinaus hat Boron Einfluß auf die Tätigkeit von Enzymen und auf die Bildung wichtiger Eiweißstoffe aus Nukleinsäuren.
- Boron befindet sich auch in der Milz und der Schilddrüse.

# Warum unser Körper Nickel braucht

Wo immer es so unangenehm lästig qualmt, ist Nickel dabei: in Auspuffgasen, Smog, Industrieabgasen, sogar im Zigarettenrauch. Das silberweiße, glänzende Metall ist als beliebter Werkstoff in Batterien, Legierungen, Feuerungsanlagen, Nickel-Brillen und -Schmuck enthalten. Dafür aber hat es die Natur gar nicht vorgesehen. Im Laufe der Evolution in Jahrmilliarden hat sich Nickel einen festen Stammplatz im Organismus von Pflanzen, Tieren und Menschen erobert.

Von der Bedeutung dieses Elements für uns Menschen wissen Biochemiker nach allgemeiner Auffassung derzeit höchstens zehn Prozent. Aber das ist schon eine ganze Menge. Nur zehn tausendstel Gramm davon sind zwischen Haarboden und Zehen in unserem Körper verteilt, am meisten davon (nämlich 18 Prozent) in der Haut und sehr viel im Knochenmark (pro Gramm etwa zwei millionstel Gramm). Auch Lymphknoten und Hoden enthalten viel von dem Spurenelement, ebenso wie Schweiß, über den viel Nickel abgestoßen wird. Im Sport oder bei harter Arbeit steigen die Blutkonzentrationen von Nickel ebenso stark an wie bei Verletzungen, Herzattacken oder einem Schlaganfall. Im Gegensatz zu anderen Mineralien steigen die Nickel-Werte während der Stillphase in der Muttermilch stark an. Warum dies alles so ist, bleibt weitgehend ein Rätsel. Erst seit etwa 20 Jahren gibt das Spurenelement seine zahlreichen Stoffwechselgeheimnisse preis.

**Bei einer gesunden Kost wird Nickel schnell ins Blut aufgenommen, aber dieses Mineral reagiert besonders empfindlich auf Fehlernährung, und deshalb ist auch die Eisen-Verwertung in Mitleidenschaft gezogen.**

## *Wichtiger Bestandteil von Enzymen*

Nickel ist ein äußerst kontaktfreudiges Mineral und verbindet sich schnell mit anderen Biostoffen wie z. B. Eiweißbausteinen oder Proteinen (größeren Eiweißmolekülen). Es wird so zum wichtigen Bestandteil von Enzymen, außerdem auch von Bakterien in unserer Darmflora. Das Spurenelement wird bei gesunder Kost schnell ins Blut aufgenommen. Wehe aber, wir ernähren uns schlecht (mit viel Fleisch, Teigwaren, hellem Brot, Kuchen, Süßigkeiten usw.), dann wird die Nickel-Absorption ziemlich brutal gedrückt, auf zehn oder manchmal gar nur ein Prozent. Das kann sich verhängnisvoll auswirken, weil ein Mangel an diesem Mineral mit einer verminderten Eisen-Verwertung einhergeht. Ein solcher Mangel kann auch durch übertriebenen Verzehr von ballaststoffreichem Gemüse entstehen, weil darin enthaltene Pflanzenstoffe unlösbare Komplexe mit Nickel bilden, so daß viel von diesem kostbaren Element mit dem Stuhl ausgeschieden wird. Nickel wird so zum typischen Anschauungsmineral, wie Ernährung nicht aussehen soll. Wahrscheinlich brauchen wir pro Tag nur zwischen 100 und 300 millionstel Gramm Nickel. Aber viele Menschen gönnen ihrem nach Nährstoffen hungernden Organismus nicht einmal diese karge Menge und lassen ihn darben.

*Das Nützliche mit dem Angenehmen verbinden: Für die Aufnahme von Nickel ist Schokolade ideal geeignet.*

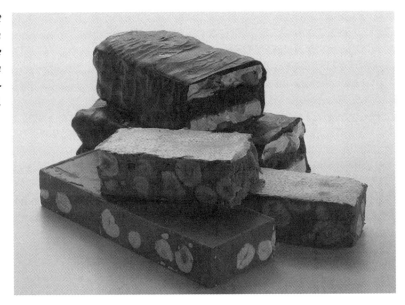

Schokolade, Nüsse und Vollkorngetreide sowie Meerestiere, Samen und Bohnen enthalten viel Nickel, und zwar in der physiologisch vorteilhaften Nachbarschaft von anderen Biostoffen.

Wenn Nickel-Ionen erst mal Teil von Enzymen werden oder solche entstehen lassen, steuern sie mit Vorliebe die Energiebrennkammern der 70 Billionen Körperzellen an. Bei Nickel-Mangel können Zellstrukturen wie beispielsweise die Leberzellen nicht mehr optimal arbeiten, und die Folge sind u.a. Anstieg der Leberfettkonzentrationen sowie eine reduzierte Zellatmung und eine schlechtere Kohlenhydratverwertung.

## Folgen von Nickel-Mangel

**Stets ausschließlich verursacht durch Streß und Fehlernährung:**

- Übermäßige Schweißbildung
- Verdauungsstörungen
- Blutarmut
- Müdigkeit
- Leberverfettung
- Herzschwäche
- Unruhe bzw. Hektik
- Nierenfunktionsstörungen

Nickel wird u. a. speziell für die Produktion von Hormonen benötigt, außerdem für unseren Fettstoffwechsel und für die enorm sensiblen Stoffwechselvorgänge, welche für Aufnahme und Weiterleitung von Nährstoffen und Hormonen verantwortlich sind; sie sind notwendig für Antikörper gegen Krankheitserreger und für Enzyme. Die im Zellkern enthaltenen Eiweißbausteine, die unsere Chromosomen und Gene mit allen Erbanlagen enthalten, sind sehr reich an Nickel, wahrscheinlich deshalb, weil das Metall ihnen zu einer festen Struktur verhilft.

## Wissenswertes über Nickel

- Unser Körper enthält nur zehn tausendstel Gramm von diesem Spurenelement, er braucht täglich einen Nachschub von zwischen 100 und 300 millionstel Gramm.

- Nickel ist hauptsächlich in Getreide, Nüssen, Samen, Schokolade, Meeresfisch, Krabben und Bohnen enthalten. Die für uns leider oft typische Kost aus Fleisch, Mehlerzeugnissen und Süßem enthält kaum Nickel.

- Nickel wird für den Bau von Enzymen benötigt, ist für die Sauerstoffversorgung aller Zellen sowie für Eiweiß-, Fett- und Kohlenhydratstoffwechsel wichtig.

Nickel ist ein Erz, das man von Berggeistern verhext glaubte, da sich aus ihm trotz der kupfernen Farbe kein Kupfer gewinnen ließ.

# Vanadium erregt die Neugier der Biochemiker

*Vanadium wurde 1801 von dem mexikanischen Mineralogen A.M. del Rio entdeckt und kommt meist als Begleitmetall in Eisen-, Blei-, Chrom- und Zink-Erzen vor. In unserem Körper existiert es nur in allerkleinsten Mengen.*

Noch vor wenigen Jahren galt dieses Spurenelement als nichtessentiell, also als nicht lebensnotwendig für uns Erdenbewohner. Mit der Entwicklung hochmoderner Blut- und Gewebsanalysemethoden aber hat sich die Einstellung zu diesem nach Vanadis (der altnordischen Göttin Freya) benannten Metall geändert. So haben Biochemiker den Stoffwechsel von Bakterien genauer unter die Lupe genommen und herausgefunden, daß diese einzelligen Kleinstlebewesen über ein Vanadium-Enzym verfügen, das für sie lebenswichtig ist. Algen und Flechten nutzen ähnliche vanadiumabhängige Enzyme für ihren Stoffwechsel. In einem Versuch hat man Ratten ein Futter vorgesetzt, in dem überhaupt kein Vanadium enthalten war. Es stellte sich heraus, daß sich die Schilddrüse der Tiere bei der Produktion ihrer Hormone nur noch ungenügend auf schwankende Jod-Konzentrationen einstellen konnte.

## Wofür Vanadium wichtig ist

- Wachstum von Knochen, Zähnen und Knorpeln
- Neubildung von Knochen- oder Knorpelgewebe
- Senkung der Fett- und Cholesterinwerte im Blut

Das Element benutzt übrigens dieselben Moleküle als Transportschiffchen wie Eisen, Mangan und Chrom, um ins Blut zu gelangen, und kann deshalb diese verdrängen oder von diesen am Zugang zum Stoffwechsel gehindert werden.

### *Vanadium in unserem Körper*
Unser Körper enthält nur minimale Mengen an Vanadium, pro Gramm nur rund zehn milliardstel Gramm. Über die Nahrung nehmen wir täglich zwischen 15 und 30 millionstel Gramm ein. Mehr als 100 millionstel Gramm Vanadium sollten wir pro Tag auch gar nicht zu uns nehmen, weil sich dieses Metall u. a. im Nervensystem und Gehirn giftig niederschlagen kann.

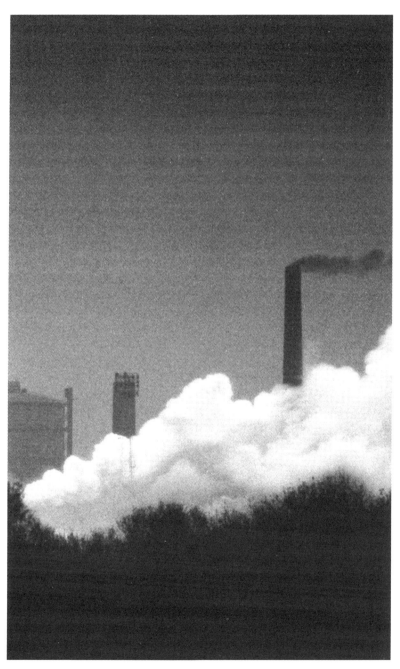

*Industrielle Abfallprodukte enthalten u. a. Vanadium, das sich giftig im Stoffwechsel niederschlagen und beispielsweise zu Bronchitis führen kann.*

## Wissenswertes über Vanadium

- Das Metall gilt erst seit kurzer Zeit als essentiell, also lebensnotwendig.
- Unseren täglichen Bedarf an ca. 100 millionstel Gramm decken wir bei gesunder Mischkost problemlos.
- Bei Streß und Fehlernährung führen Nährstoffmängel (z. B. Eisen, Vitamin C) möglicherweise zu giftigen Anreicherungen von Vanadium, speziell in Gehirn und Nerven.
- Gefährlicher ist das Industrie-Vanadium, das wir bei Smog, verpesteter Luft usw. einatmen oder über die Haut aufnehmen. Es kann zu einer Reihe unterschiedlichster Symptome führen.
- Vanadium ist für das Wachstum von Knorpeln, Knochen und Zähnen wichtig, für unsere Schilddrüse sowie wahrscheinlich für die Fett- bzw. Cholesterinverwertung, somit also für die Kontrolle des Blutfettspiegels.

**Täglich viel frisches Obst verhindert, daß sich zuviel Vanadium anreichert.** Vitamin C (in frischem Obst) sorgt dafür, daß sich Vanadium nicht in unnatürlich hohen Mengen anreichert. Zuviel Vanadium allerdings kann wichtige Ascorbate (Salze der Ascorbinsäure) vernichten. Diese Wechselwirkung spielt vor allem bei der Luftverschmutzung eine Rolle. Auch Eisen hemmt Vanadium-Anreicherungen im Körper, Eisen-Mangel kann also ebenfalls zu erhöhten Konzentrationen dieses Elements führen.

Industrielle Abgase enthalten viel Vanadium, das eingeatmet und auch über die Haut aufgenommen wird und zu Vergiftungserscheinungen in Form von entzündeten Augen, Bronchitis oder Hautveränderungen führt. Vanadium-Vergiftungen allein über die Nahrung sind hingegen selten.

Das Element ist besonders reich in Schaltieren (z. B. Muscheln, Austern, Hummer, Krabben, Schnecken), Pilzen, schwarzem Pfeffer sowie Gewürzen wie Dill oder Petersilie enthalten. Auch Fleisch, Fisch, Vollkorn- und Milchprodukte sind vergleichsweise reich an Vanadium.

# Die guten Seiten von Arsen

So manchen gruselt's, wenn er davon hört; immerhin verdanken zahllose Kriminalromane ihre schrecklichen Morde diesem eigentlich ganz unschuldigen Element aus der Stickstoffgruppe. Weil Arsen geruch- und geschmackfrei ist, sich außerdem problemlos anwenden läßt, galt es schon vor über 1000 Jahren als ideales Mittel, um Nebenbuhler oder unliebsame Konkurrenten aus dem Weg zu räumen. Zu trauriger Berühmtheit gelangte Arsen im Ersten Weltkrieg, als es als Kampfstoff eingesetzt wurde. In der Industrie wird das Element zur Härtung von Blei-Legierungen und zur Schädlingsbekämpfung verwendet.

## *Gar nicht immer so giftig*

In den 30er Jahren kam es dann zum großen Aufschwung in der Pharmakologie, und es zeigte sich, daß Arsen in allerwinzigsten Spuren Beschwerden und Krankheiten bekämpfen oder gar heilen konnte: Malaria, Tuberkulose, Rheuma, Asthma und andere. Bald waren weltweit mehr als 7500 Arsen-Medikamente auf dem Markt. Mit der Entwicklung sinnvollerer, heilkräftigerer Wirkstoffe verschwanden sie freilich bald alle wieder aus dem Angebot der Apotheken.

Weil Arsen in größeren Konzentrationen giftig ist, wird es vom Körper rasch ausgeschieden, u. a. auch über die Haut, das Haar oder die Nägel. Arsen steht in Wechselbeziehung mit dem Spurenelement Selen. Bei einem Selen-Mangel steigen die Arsen-Konzentrationen an, Arsen kann zudem auch über die Haut oder über die Atemwege aufgenommen werden.

Als Folge der Umweltverschmutzung reichert sich Arsen in Fischen, Muscheln und Krabben der Küstengewässer an. Trotz alledem kommt es kaum zu Arsen-Vergiftungen. Wir nehmen (bei ca. 2000 Kalorien pro Tag) zwischen 12 und 15 millionstel Gramm Arsen mit der Nahrung auf, wobei Fisch und Vollkornprodukte die höchsten Konzentrationen enthalten. Weil Arsen für bestimmte Stoffwechselprozesse unersetzlich ist, hat die Natur auch organische Formen von Arsen entwickelt, die nicht oder kaum giftig sind. Ansonsten wird Arsen erst dann zum tödlichen Gift, wenn man etwa ein zehntel Gramm von diesem Spurenelement einnimmt.

**Bei keinem Spurenelement ist die Dosierung so wichtig, ja geradezu existentiell. In der Regel nehmen wir mit der Nahrung 12 bis 15 millionstel Gramm Arsen auf, weit entfernt von einer tödlichen Dosis.**

117

*Was ein paar Gramm Spurenelemente im Körper bewirken*

*Man riecht es nicht – man schmeckt es nicht – es kann über die Haut und über die Atemwege aufgenommen werden – und es ist in höherer Dosis absolut tödlich: Im Nachschlagebuch für Mörder steht Arsen an erster Stelle.*

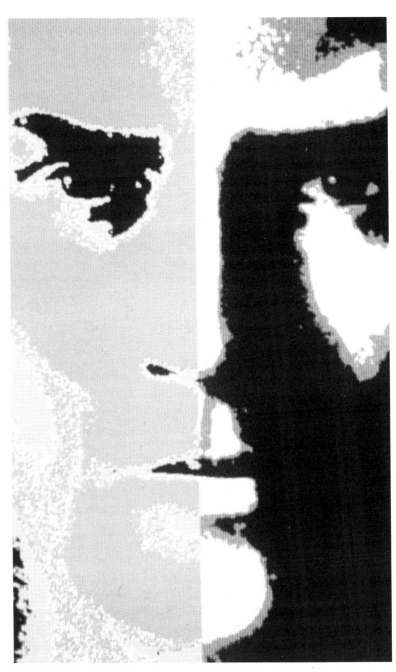

## Arsen in unserem Körper

Soviel ist, wissenschaftlichen Erkenntnissen zufolge, sicher, daß Arsen in den Stoffwechsel der schwefelhaltigen Eiweißbausteine eingreift. Arsen scheint auch für die Bildung verschiedener Enzyme wichtig zu sein, ebenso wie für die Biowirksamkeit der Gene in den Chromosomen unserer Körperzellen, die unsere Erbanlagen enthalten. Nach dem Muster der Gene werden unablässig neue Zellteile produziert, um alte, verbrauchte zu ersetzen. Schwefelhaltige Eiweißbausteine greifen tief in den Stoffwechsel aller Zellen ein, insbesondere von Haut, Haar, Bindegewebe, Gelenken, Hormonen. Weil Arsen in unserem Körper schnell zerfällt, läßt sich seine Wirkung im Stoffwechsel oft nur erahnen. Arsen entzieht sich mit diesem Trick weitgehend der Neugier der Wissenschaftler. Von diesem Spurenelement sehen wir gewissermaßen nur die Spitze des Eisbergs. Daß Arsen in unserem Innern eine weit größere Rolle spielt als bekannt – darüber gibt es wenig Zweifel.

### Wissenswertes über Arsen

- Das Spurenelement ist nur in Riesendosen von etwa 100 tausendstel Gramm giftig. Mit unserer täglichen Nahrung nehmen wir indes lediglich zwischen 12 und 15 millionstel Gramm auf. Diese Menge allerdings braucht unser Stoffwechsel auch.
- Arsen spielt im Eiweißstoffwechsel eine Rolle, und zwar in allen unseren Körperzellen. Es ist für Enzyme wichtig und für die Vervielfältigung unserer Genmuster, also der Erbanlagen.
- Unfruchtbarkeit, Muskelschwäche, Antriebsschwäche, Wachstumsmangel oder auch Herzfunktionsstörungen können unter Umständen Folge von Arsen-Mangel sein. So ganz einig sind sich da die Biochemiker allerdings nicht.
- Zu hohe Arsen-Konzentrationen sind äußerst selten, weil unser Körper einen Überschuß sofort ausscheidet (teils auch über Haut, Haare, Nägel). Ein Mangel an Selen, dem Gegenspieler von Arsen im Stoffwechsel, kann allerdings zu ungesund hohen Anreicherungen führen.

*Die Rolle von Arsen ist weitgehend ungeklärt. Sicher ist seine Beteiligung an der Produktion von Eiweißbausteinen und Enzymen, und bei einem Arsen-Mangel treten Befindlichkeitsstörungen wie z. B. Muskelschwäche auf.*

# Lithium und das Geheimnis unserer Seele

In der Behandlung von Psychosen und Depressionen hat sich Lithium einen Stammplatz unter den Psychopharmaka erworben. Daß Lithium hilft, weiß man seit 1949, aber warum es hilft, entdeckt man erst jetzt. Das Metall siedelt sich in zarten Spuren an den Schutzschichten der Nervenzellen an und beeinflußt das hochkomplizierte Netzwerk innerhalb der Zelle.

*Richtige Ernährung sorgt auf alle Fälle für Ausgeglichenheit und ruhige, entspannte Nerven.*

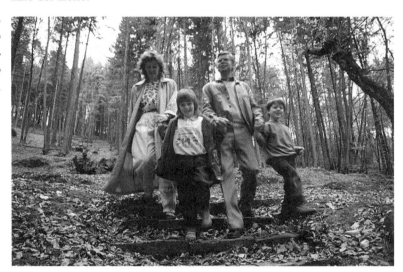

Die ultramoderne Lithium-Forschung führt jetzt langsam hinein in die geheimnisvolle, verletzliche Welt unserer Psyche, auch unserer sogenannten Geisteskrankheiten (die ja stets nur Entgleisungen im Nerven- und Gehirnstoffwechsel sind). Zur manischen Phase (Übererregung, eventuell Tobsucht) kommt es, wenn zu viele Hormone, z. B. Cortison, produziert werden – die Folge ist eine krankhafte Vervielfältigung von Genen. Lithium hemmt diesen Vorgang, der möglicherweise auch für Formen »harmloser« Übererregbarkeit verantwortlich ist, für Gereiztheit, Hektik, übertriebene Heiterkeit usw., speziell dann, wenn Stimmungen innerhalb von Sekunden von beispielsweise Fröhlichkeit zu Hysterie umschlagen.

Das Problem bei dieser Behandlung ist, daß die Lithium-Konzentrationen zwar den Verlauf der Beschwerden hemmen, andererseits aber die Nieren mit Gift belasten. Zu diesem Zweck wird der Lithium-Blutspiegel ums 1000fache auf einen Wert von rund fünf millionstel Gramm pro tausendstel Liter Blut angehoben.

## Weitere Aufgaben im Stoffwechsel

Lithium ist am Aufbau der Stoffe beteiligt, die für die Blutgerinnung notwendig sind. Interessant ist die Entdeckung, daß Drüsen wie Eierstöcke, Schilddrüse, Nebennieren und Hirnanhangsdrüse ihr Lithium festhalten, wenn die Nahrung zu mager an Nährstoffen ist, also wenig Lithium enthält – ein ganz deutliches Indiz dafür, daß das Spurenelement dringend für Funktionen benötigt wird, die allerdings noch nicht bekannt sind. Obwohl Lithium in der Natur eines der am meisten verbreiteten Elemente ist, weiß man wenig über Lithium-Mengen in unserer Nahrung. Der tägliche Bedarf wird auf rund ein zehntausendstel Gramm geschätzt. Lithium wird sehr schnell vom Blut aufgenommen und ebenso schnell über den Urin ausgeschieden.

*Unser Körper braucht täglich nur ein tausendstel Gramm Lithium, zu dem wir sicher kommen, wenn wir uns nicht gerade ausschließlich von Hamburgern, Wiener Schnitzel und Cola ernähren.*

### Wissenswertes über Lithium

- Das Spurenelement ist Teil im Kosmos der Hormone, Neuropeptide, Nervenreizstoffe und Nerven- und Gehirnmoleküle, die Stimmungslage und Lebensfreude mitbestimmen. Es hemmt Übererregbarkeit und hat direkten Einfluß auf Nerven, die z. B. für Konzentration und Motorik wichtig sind.
- Lithium hat darüber hinaus andere Aufgaben im Stoffwechsel: Zellprozesse in roten Blutkörperchen, Bau weißer Blutkörperchen und Blutplättchen.
- Ein Rätsel ist noch der »Hunger« von Drüsen (Eierstöcke, Hirnanhangsdrüse, Nebennieren, Schilddrüse) nach Lithium bzw. deren Abhängigkeit davon.
- Unser Körper enthält nur etwa ein tausendstel Gramm Lithium, er braucht täglich nur den zehntausendsten Teil eines Gramms von diesem Spurenelement.
- »Hartes« Wasser enthält stets auch viel Lithium.

# Die »bösen« Spurenelemente – mehr Schaden als Nutzen

So manches Spurenelement hat in unserem Stoffwechsel eigentlich nichts oder nicht viel zu suchen. Es drängt sich aber hartnäckig (und letztlich erfolgreich) auf, weil es in Atemluft, in Nahrungsmitteln, in unserer Umgebung ständig in beträchtlichen Konzentrationen präsent ist. Die bei der Industrie beliebten Schwermetalle mag unser Körper gar nicht oder nur in Minimengen. Mit allen Mitteln versucht er sich von ihnen zu befreien – meist vergeblich.

*Diäten und Hungerkuren sind in den meisten Fällen ungesund. Sie fördern beispielsweise die Aufnahme von Blei im Organismus, und es kann dadurch u. a. zu Bluthochdruck kommen.*

**Blei,** ein weiches, dehnbares blaugraues Metall, war früher mal ein guter Freund unseres Körpers. Blei wird nämlich für unser Wachstum benötigt, für den Eisen-Stoffwechsel und auch für die Aktivität verschiedener Enzyme. Von diesem »guten« Blei liefert uns unsere tägliche Nahrung ausreichende Mengen. Darin sind etwa 250 millionstel Gramm Blei enthalten, von denen neun Zehntel gottlob gleich wieder über den Stuhl ausgeschieden werden – wegen Mangels an Bedarf.

Doch da gibt es noch das »böse« Blei, den Liebling unserer Schwerindustrie und Raffinerien. Es ist überall enthalten, im Trinkwasser, in der Luft, in Nahrungsmitteln, es reichert sich giftig an und führt zu zahlreichen Beschwerden und Krankheiten: Rote Blutkörperchen, Enzyme, die Leber werden geschädigt und zerstört, es kommt zu Appetitmangel, Koliken, Krämpfen, sogar Lähmungserscheinungen, die Nieren werden vergiftet, und der Blutdruck steigt bedenklich. Blei reichert sich im Gehirn an, was zu Nervosität, Unausgeglichenheit und Verhaltensstörungen führt.

Kinder sind am meisten betroffen, denn ihr Stoffwechsel ist »offener« für Schwermetalle: Sie nehmen bis zu 40 Prozent des Nahrungs-Bleis ins Blut auf, bei Kalzium- und Phosphor-Mangel möglicherweise noch mehr. Ausreichende Zufuhr bestimmter Biostoffe (neben Kalzium und Phosphor auch Zink, Eisen und Kupfer) hemmt die Aufnahme von Blei, hält das giftige Schwermetall also in Schach. Jegliches Fasten oder Hungern hingegen fördert die Blei-Absorption, ebenso wie fettreiche Kost.

> **Blei-Vergiftungen und die Folgen**
> - Appetitmangel
> - Koliken und Krämpfe
> - Bluthochdruck
> - Nervosität

**Aluminium** ist ein weiterer Feind unseres Stoffwechsels. Das silberweiße Leichtmetall wird zu Verpackungsfolien ausgewalzt, in Kaugummi, Kunstdärmen, Deodorants und vielem anderen verarbeitet – wir können ihm praktisch nirgendwo entrinnen. Es ist schon vielsagend, daß sich sogar Pflanzen (die ja das Metall mit dem Wasser aufnehmen) dagegen wehren. Selbst solche, in denen sich das Giftmetall noch am ehesten anreichert (wie Teeblätter, Oregano, Thymian und andere Kräuter), weisen nur Minimalspuren davon auf. Wir Menschen hingegen schlucken sogar aluminiumhaltige Mittel gegen zuviel Magensäure.

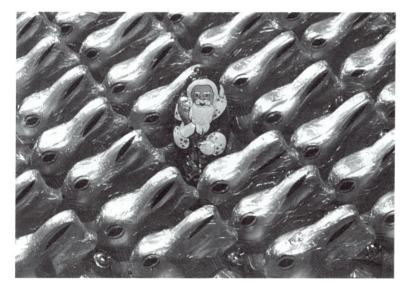

*Auch wenn sie noch so süß aussehen: In der Schokolade, die Ihre Kinder essen, lauert die Gefahr in Gestalt von Aluminium, das u. a. zu Verstopfung oder Übelkeit führen kann.*

Aluminium sammelt sich mit Vorliebe im Gehirn an, was nach Meinung von Biochemikern zur Alzheimer-Krankheit führen kann (Hirnverfall, der sich anfangs durch Gedächtnisstörungen, später u. a. durch Unruhe, Orientierungsstörungen und Depressionen äußert).

## Aluminium-Vergiftungen und die Folgen

- Verstopfung
- Übelkeit
- Starkes Schwitzen
- Mattigkeit

Obwohl das Leichtmetall im Stoffwechsel gar nicht erwünscht ist, schlüpft es problemlos durch die Darmschleimhaut ins Blut und springt dort auf jene Transportschiffchen, die eigentlich vorwiegend für den Eisen-Transport vorgesehen sind. Aus diesem Grund führt Eisen-Mangel logischerweise zu Aluminium-Anreicherungen und zu einer bestimmten Form von Blutarmut.

*Essen Sie viele Vollkornprodukte, denn in ihnen ist Zink enthalten, das Cadmium daran hindert, sich giftig anzureichern.*

**Cadmium** ist ein weiteres aus der Kategorie typischer Industrie- und Umweltgifte. Es wird – bei gesunder Ernährung – durch das Spurenelement Zink unter Kontrolle gehalten. Typisches Beispiel dafür ist das Nährstoffverhältnis von 120 zu 1 (Zink zu Cadmium) im Weizenkorn. Dieses Cadmium wird unserem Organismus niemals gefährlich. Wenn Zink fehlt, reichert sich Cadmium an (in Leber und Nieren), bei hoher Zink-Zufuhr (z. B. in Form von Vollkornprodukten) wird Cadmium gleich wieder ausgeschieden.

Interessant ist, daß Cadmium sehr schwer oder überhaupt nicht durch die Plazenta (Mutterkuchen der schwangeren Frau) zum Fetus vordringt und daß unser Körper keinen Ausscheidungsmechanismus für Cadmium hat – beides Indiz dafür, daß wir das zur Zink-Gruppe gehörende silberweiße, weiche Metall nicht brauchen und auch nicht wollen. Zumindest nicht in großen Mengen: In allerwinzigsten Konzentrationen ist Cadmium möglicherweise an Wachstumsprozessen beteiligt.

Cadmium wird deshalb gefährlich, weil es sich anstelle von fehlendem Zink anreichern kann. Etwa fünf Prozent des Cadmiums in der Nahrung wird aufgenommen. Es stammt im allgemeinen aus verseuchtem Getreide und Fischen oder auch aus Leber und Nieren, in denen sich das Metall angesammelt hat. Die Halbwertzeit von Cadmium auch in unseren Nieren beträgt 18 bis 30 Jahre – nach diesem Zeitraum ist also wenigstens die Hälfte des Cadmium-Gifts aus den Nieren ausgeschieden (solange kein weiteres dazukommt). Wir verlieren täglich lediglich

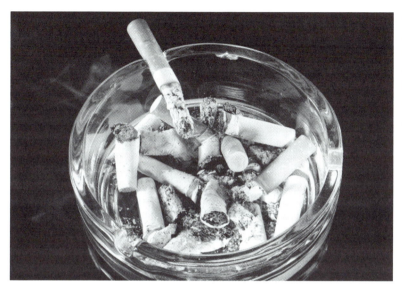

*Rauchen schadet der Gesundheit in vielerlei Hinsicht. Es fördert beispielsweise die Cadmium-Aufnahme.*

0,01 Prozent des angereicherten Cadmiums über den Urin – also herzlich wenig.

Den Hauptschaden richtet das Metall denn auch in den Nieren an: Mit zunehmendem Alter baut es seine Konzentrationen im Nierengewebe mehr und mehr aus. Wer täglich das Fünf- bis Achtfache des Normalwerts an Cadmium aufnimmt, hat nach rund 50 Jahren einen nicht mehr rückgängig zu machenden Schaden.

Sehr viel Cadmium enthalten Weißmehlprodukte, polierter Reis und unser normaler Dosenzucker bzw. alles Süße. Das Rauchen verdoppelt die tägliche Cadmium-Aufnahme. Wer inmitten von Industrie- oder Großstadtabgasen lebt, ist zusätzlich extrem gefährdet. Sogar unsere Hunde weisen ein Zink-Cadmium-Verhältnis von etwa 24 zu 1 auf.

## Cadmium-Vergiftungen und die Folgen

- Knochenverformungen
- Wachstumsstörungen
- Unfruchtbarkeit
- Fehlbildungen, Krebs

Beste und wirksamste Hilfe ist die Umstellung von Weißmehlprodukten auf Vollkornprodukte. Die kauft man am besten beim Biobauern oder im Bioladen, um sicherzugehen, daß sie möglichst wenig Schadstoffe enthalten.

**Zinn** ist nur deshalb nicht giftig, weil es vom Körper in höheren Konzentrationen kaum aufgenommen und ebenso schnell wieder ausgeschieden wird. Zinn reichert sich – im Gegensatz zu anderen Spurenelementen – im Gewebe auch nicht an. Lediglich sehr geringe Mengen dieses silberweiß glänzenden Schwermetalls gelangen relativ rasch aus dem Nahrungsbrei ins Blut. Gefährlich wäre indes das leicht absorbierbare, hochgiftige organische Zinn, das aber zum Glück in Nahrungsmitteln praktisch nicht vorkommt.

**Lebensmittel aus Dosen enthalten so gut wie keine Vitamine und Nährstoffe, dafür jedoch Reste von Zinn, das sich in Leber und Milz ansammelt.**

Womit unser Körper es zu tun bekommt, das ist das nichtorganische Zinn, also mehr oder weniger das reine Metall bzw. seine Atomteilchen. Es stammt aus den üblichen Quellen der Umweltverschmutzung, häufig jedoch von verzinnten Weißblechdosen oder anderen zinnhaltigen Behältern bzw. Küchengeräten. Die sind zwar normalerweise gegenüber Lebensmitteln beständig, säurehaltige Nahrungsbestandteile können aber (unter dem Einfluß von Sauerstoff) Verbindungen eingehen. Spuren von Zinn lösen sich dann und gelangen in das Lebensmittel – und damit in unseren Stoffwechsel. Unser Körper enthält etwa 15 tausendstel Zinn, das meiste davon sammelt sich in Leber und Milz an. Je nachdem, wieviel verzinnte Dosen wir in Kühlschrank oder Regalen haben, nehmen wir täglich etwa zwischen drei und acht Milligramm Zinn zu uns; bei Leuten, die fast nur aus der Dose essen, können es auch schon mal 40 oder 50 Milligramm sein. Obst und saure Fruchtsäfte (z. B. Zitronen, Orangen, Grapefruit) sind die Hauptlieferanten.

Neuerdings kristallisiert sich heraus, daß das Spurenelement Zinn nicht nur nutzloses Mineral in unserem Körper ist, sondern auch bestimmte Stoffwechselfunktionen ausübt. Zinn-Mangel führt wahrscheinlich zu Wachstumsstörungen, verminderter Nährstoffverwertung, Haarausfall, Hörproblemen und zu veränderten Mineralstoffkonzentrationen in verschiedenen Organen wie Leber und Nieren. Biochemiker sehen darin ein Indiz dafür, daß auch Zinn am großen Reigen aller Mineralstoffe und Spurenelemente teilnimmt, bei dem

*Gefahr durch verzinnte Weißblechdosen*

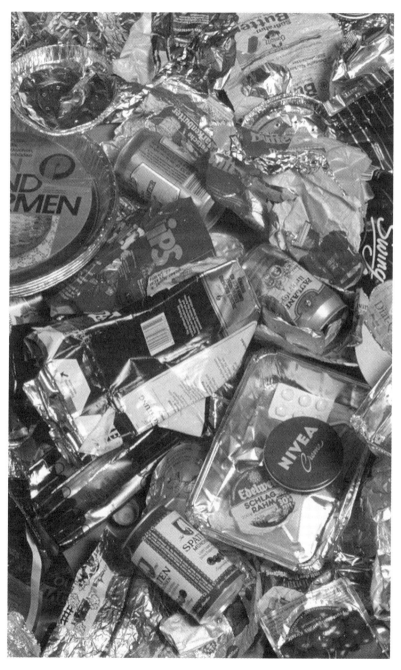

**Dosen lassen sich zumeist schlecht öffnen, müssen speziell entsorgt werden, und die Lebensmittel daraus schmecken nicht nur schal, sondern sind zu allem Überfluß auch noch giftig angereichert.**

sich diese Elemente und Basisnährstoffe gegeneinander ausbalancieren, in Schach halten, sich miteinander abstimmen, gegebenenfalls hemmen oder auch stimulieren. Zwar hat man dem Spurenelement Zinn noch keinen Einfluß z. B. auf Selen, Kalzium oder Kupfer nachgewiesen, immerhin aber (bei erhöhter Zinn-Zufuhr im Tierversuch) einen auf Eisen (rote Blutkörperchen, Eisen-Blutwerte).

## Zinn-Mangel und die Folgen

- Wachstumsstörungen
- Haarausfall
- Verminderte Nährstoffverwertung
- Hörprobleme

*Quecksilber ist für unseren Körper nur schädlich. Durch die Verschmutzung der Gewässer weisen Lebensmittel wie Fisch, Muscheln, Krabben und Algen besonders viel davon auf.*

**Quecksilber** ist ein ganz besonders tückisches Gift. Das flüssige, silbrig glänzende Metall gehört zur Zink-Gruppe und ist deshalb so gefährlich, weil es verdunstungsfähig ist und somit eingeatmet werden kann. In unserem Körper richtet Quecksilber nur Schaden an. Im Abfallschlamm des Industriemülls erreicht das Spurenelement Bäche, Flüsse, Seen und schließlich die Meere; dementsprechend sind alle aus Gewässern stammenden Lebensmittel wie Fisch, Muscheln, Krabben, Algen besonders betroffen. Meist sammeln sich Quecksilber-Spuren zuallererst in Bakterien, die dann von Wasserpflanzen aufgenommen werden, über die das Gift in Wassertiere und schließlich in den Menschen gelangt. In diesem verhängnisvollen Kreislauf vertausendfachen sich die Quecksilber-Konzentrationen. Das Spurenelement ist in so hohem Grad giftig, daß es sogar von der Kosmetikindustrie verwendet wird, um z. B. Hautbakterien abzutöten. Quecksilberhaltige Arzneimittel führen nach jahrelanger Anwendung zu Vergiftungen.

Alle Lebensmittel, die nicht aus dem Wasser stammen, enthalten verhältnismäßig wenig Quecksilber, normalerweise weniger als 50 milliardstel Gramm pro Gramm. Verseuchte Fische vor allem aus Küstengewässern können bis zu 300fach höhere Quecksilber-Konzentrationen aufweisen. Quecksilberhaltige Amalgamfüllungen für Zähne sollen ja jetzt durch andere Füllungen ersetzt werden. Auch bakterienhemmende Quecksilber-Präparate (z. B. für Wunddesinfektion, Schnupfenmittel) tragen ihren Teil zur allmählichen Giftanreicherung bei.

## Quecksilber-Vergiftungen und die Folgen

- Nervosität
- Seh- und Bewußtseinsstörungen
- Verwirrungszustände, Orientierungsstörungen
- Vergeßlichkeit

Rund zehn Prozent des über Nahrung, Haut oder Atmung eingenommenen Quecksilbers steuert zielstrebig das Gehirn an und nistet sich dort ein. Vor allem das tückische Methyl-Quecksilber aus vergifteten Fischen entleert dort das Gewebe erst einmal von dem unendlich wichtigen Schutzstoff Zink. Quecksilber dringt danach in die Zellkerne ein und zerstört dort Gene und Chromosomen.

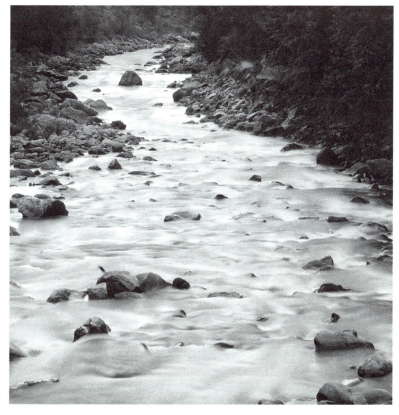

*Saubere Gewässer sind fast schon eine Seltenheit. Vor allem das hochgiftige Quecksilber belastet das Wasser und lagert sich in den dort lebenden Tieren und Pflanzen ab.*

**Beryllium** ist ein silberweißes Metall, das u. a. in Neonröhren, elektronischen Geräten, Haushalts- oder Sportgeräten verarbeitet wird. Das Spurenelement ist ein typisches Industriegift, Berylliose ist eine entzündliche Krankheit der Atemwege mit Fieber, trockenem Husten und Atemnot; betroffen sind vor allem Menschen, die beruflich mit diesem Werkstoff zu tun haben und ihm hilflos ausgesetzt sind. Viele Beryllium-Opfer haben so schwere Lungenschäden, daß sie zeitlebens behindert bleiben.

Beryllium ist kein Nährstoff, sondern nur Gift (ähnlich wie Quecksilber). Es zerstört die wichtigen Magnesium-Depots im Körper, so daß es nach und nach zu sämtlichen Magnesium-Mangelerscheinungen und -krankheiten kommt: Herzrhythmusstörungen, Verwirrung, Muskelzittern, Depressionen, Angstzustände. Beryllium gelangt übers Blut in unsere Organe und behindert sie durch Einwirken auf Zellprozesse in ihrer Funktionstüchtigkeit. Auf dieselbe Weise greift Beryllium Enzyme an und macht sie inaktiv – die Folge sind Zusammenbrüche ganzer Stoffwechselvorgänge.

## Beryllium-Vergiftungen und die Folgen

- Fieber
- Trockener Husten
- Atemnot
- Herzrhythmusstörungen
- Verwirrtheit
- Muskelzittern
- Depressionen
- Angstzustände

*Wenn Sie in der Glas- und Porzellanherstellung arbeiten, laufen Sie Gefahr, zuviel Bismut abzubekommen. Denken Sie daran, wenn Sie plötzlich unter Seh- und Hörstörungen leiden.*

**Bismut** (auch Wismut genannt) ist ein silberweißes bis rötliches Metall, das industriell viel verarbeitet wird (z. B. bei der Glas- und Porzellanherstellung, Kosmetik, aber auch in medizinischen Geräten). Der Stoffwechsel kann mit ihm wenig anfangen, muß sich aber mit dem unbeliebten Mineral herumschlagen, wenn es (meist beruflich bedingt) in zu hohen Konzentrationen in den Organismus eindringt. Es kann dann sehr schnell zu nervösen Störungen kommen, z. B. unsicherer Ganghaltung, Gedächtnisschwäche, Gliederzittern, Seh- und Hörstörungen, auch zu der eingeschränkten Fähigkeit, Zeit und Entfernungen richtig einzuschätzen. Verantwortlich dafür ist möglicherweise eine durch Bismut verursachte Störung bei der Zink-Aufnahme. Die

## Bismut-Vergiftungen und die Folgen

- Unsichere Ganghaltung
- Gedächtnisschwäche
- Sehstörungen und Hörschwächen
- Eingeschränkte Fähigkeit, Zeit und Entfernungen richtig einzuschätzen
- Gliederzittern

Symptome werden häufig durch die Einnahme oder Anwendung bismuthaltiger Arzneimittel verstärkt. Nach Absetzen solcher Präparate verschwinden sie wieder. Bismut wird u. a. bei der Herstellung von Präparaten gegen Durchfall verwendet.

**Brom** galt noch vor wenigen Jahren als für unseren Organismus nutzlos – inzwischen ändern Wissenschaftler allerdings ihre Meinung bezüglich dieses Spurenelements. Es erweist sich nämlich zumindest als Wirkstoff von Arzneimitteln als bedingt sinnvoll (z.B. in Schlaf- bzw. Beruhigungsmitteln). Die darin enthaltenen Brom-Verbindungen können aber auch schon gleich wieder giftig werden und Hautveränderungen wie Akne hervorrufen.

**Bromhaltige Arzneimittel sind meist Beruhigungs- oder Schlafmittel, denn die Salze von Brom dämpfen die Erregbarkeit des Zentralnervensystems.**

Daß in unserem Blut ständig 3500 milliardstel Gramm Brom-Salze herumschwimmen und der Körper eines erwachsenen Menschen etwa 200 Milligramm von diesem Spurenelement enthält, hängt wohl eher damit zusammen, daß Brom Bestandteil von Lebensmitteln ist und vor allem in Form freier Atomteilchen enorm leicht aus dem Nahrungsbrei ins Blut gelangt.

## Brom-Mangel und die eventuellen Folgen

- Wachstumsstörungen
- Beeinträchtigung von Blutbild, Milchfettproduktion, Fruchtbarkeit

**Strontium** ähnelt in seinem Aufbau dem Mineral Kalzium; es ist sehr stabil und eines der am wenigsten giftigen Spurenelemente. Unser

*Ein Reaktorunfall wäre eine Katastrophe. Strontium 90 ist ein radioaktives Atom, das bei seinem Austritt vor allem Knochen und Knochenmark schädigt.*

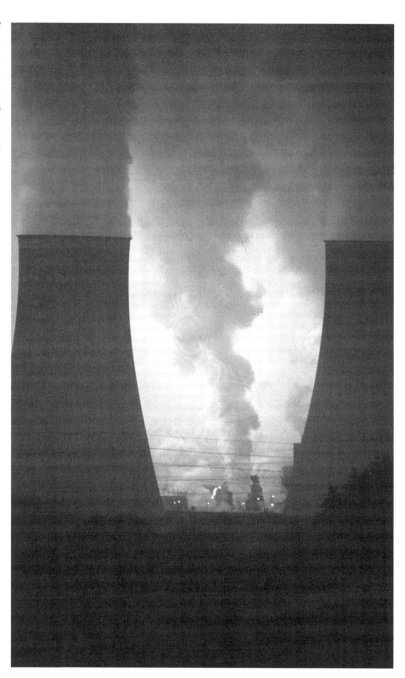

Körper enthält etwa den dritten Teil eines Gramms davon, das meiste davon ist in den Knochen konzentriert. Ganz offensichtlich spielt Strontium auch eine Rolle beim Knochenwachstum, wirkt außerdem wohl auch vorbeugend gegen Zahnverfall. Auch im Innern der Körperzellen wirkt das Element wahrscheinlich als Schutzfaktor beim hochexplosiven Prozeß der Energiegewinnung.

Das radioaktive Atom Strontium 90 wird bei der Kernenergie verwendet. Bei seiner Freisetzung, also z. B. infolge eines Reaktorunfalls, reichert es sich als extrem giftige Substanz in Pflanzen und tierischem Gewebe an. Weil sich das Spurenelement vorwiegend in Knochen konzentriert, schädigt diese gefährliche Form von Strontium Knochen samt Knochenmark – mit verheerenden Folgen vor allem bei Heranwachsenden. Ganz anders, also ziemlich harmlos, sind die in der Natur vorkommenden Verbindungen von Strontium. Möglicherweise nehmen wir mit unserer Nahrung sogar zuwenig davon ein. Präzisere Erkenntnisse gibt es darüber allerdings bislang noch nicht.

## Strontium-90-Vergiftungen und die Folgen

- Schädigung von Knochen und Knochenmark

Relativ »hohe« Blutkonzentrationen von einem millionstel Gramm pro tausendstel Liter erreicht **Rubidium**, ein weiß glänzendes Metall, das Ähnlichkeit mit Kalium aufweist und u. a. in Mineralwässern enthalten ist.

Ganz, ganz rar und somit wahrlich ein echtes Spurenelement ist **Antimon**, ein äußerst giftiges, zur Stickstoffgruppe zählendes Metall. Unser Blut enthält gerade ein oder zwei milliardstel Gramm Antimon pro tausendstel Liter Blutflüssigkeit, ganz sicher eine weise Vorsichtsmaßnahme der Natur. In einem Menschen stecken nicht mehr davon als sechs Milligramm, das meiste davon in Milz, Leber und Nieren.

**Rubidium, Antimon und Tellur sind ganz, ganz seltene Spurenelemente.**

Nicht minder rar ist **Tellur**, ein Halbmetall, das in bestimmten Verbindungen industriell genutzt wird (z. B. für Legierungen, Färbetechniken). Bis zur Hälfte des im Nahrungsbrei enthaltenen Tellurs nimmt

> **Weitere Spurenelemente in unserem Körper**
>
> - Rubidium
> - Antimon
> - Tellur
> - Titan
> - Germanium
> - Barium
> - Zirkonium
> - Kobalt

unser Stoffwechsel ins Blut auf – vielleicht ein Hinweis darauf, daß das Mineral irgendwo in dem unendlich vernetzten Kosmos unseres Stoffwechsels eine eigene, noch unentdeckte Rolle spielt, möglicherweise in den Knochen, denn fast ausschließlich dort reichert sich das Element an.

*»Ach wie gut, daß niemand weiß ...«: Die Rolle von Titan, Germanium, Barium und Zirkonium in unserem Stoffwechsel bleibt vorerst ein Geheimnis.*

Auf etwa die gleiche Konzentration von nur sieben bis neun tausendstel Gramm im Körper eines erwachsenen Menschen kommt das Spurenelement **Titan**, ein Mineral, das sich interessanterweise in hohen Konzentrationen im Mondgestein befindet. Titan-Legierungen sind äußerst leicht und dabei extrem fest – somit ein idealer Werkstoff z. B. im Flugzeug- und Raketenbau. Unser Darm entläßt es nur ungern aus der Nahrung ins Blut, nur etwa jedes hundertste Titan-Teilchen schafft diese fast unüberwindbare Hürde, und es wird über den Urin auch schnell wieder ausgeschieden. Daraus schließen Biochemiker, daß Titan in unserem Innern keinerlei Rolle spielt.

Ein sehr seltenes Element, halb Metall, halb Nichtmetall, ist **Germanium**, das in Form von Legierungen verwendet wird. Es gelangt relativ leicht in unseren Stoffwechsel, sammelt sich in der Milz und wird über den Urin wieder ausgespült. Ob es eine Rolle für unsere Gesundheit spielt und welche, ist unbekannt. Jeder Mensch enthält jedoch Spuren davon – auch wenn es nur rund 20 tausendstel Gramm sind.

Ungefähr genausoviel **Barium** ist zwischen Haarspitzen und kleinem Zeh in uns drin. Warum? Kein Mensch weiß es. Barium ist nämlich giftig, landet deshalb vielleicht auch hauptsächlich in der Haut (weil der Körper das Metall möglichst schnell wieder loswerden will). Es überrascht deshalb nicht, daß nur zwischen einem und 15 Prozent des Bariums in der Nahrung in den Stoffwechsel gelangt und ein Teil davon schnell wieder über den Urin ausgeschwemmt wird.

Schließlich ist da noch ein Spurenelement, das Rätsel aufgibt: **Zirkonium**. Es ist in geringsten Mengen in Lebensmitteln enthalten, aber nur 0,01 Prozent davon finden den Weg durch die Darmschleimhaut ins Blut. Trotzdem reichert sich rund ein viertel bis ein halbes Gramm davon in unserem Gewebe an. Wo? Irgendwo im Bereich des Fettstoffwechsels – über die Galle (und nicht über den Urin) wird Zirkonium wieder ausgeschieden. Das Spurenelement ist typisch für die Geheimnisse, die alle Mineralien in unserem Innern noch bergen – Stoff genug für kommende Forschergenerationen.

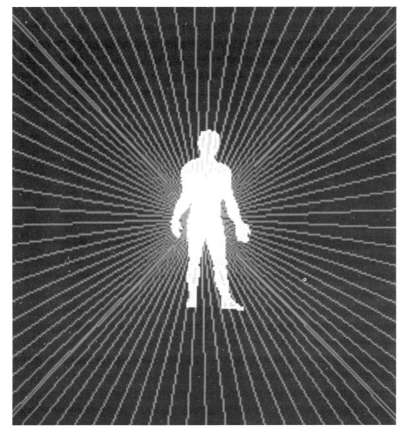

*Wäre es nicht letztlich traurig, wenn alle Geheimnisse unseres Innenlebens enträtselt würden? Doch aller Wahrscheinlichkeit nach wird dies nie geschehen.*

# Mineralstoffe machen jung, schlank und schön

Überall in unserem Körper mischen die sieben Mineralien und die vielen Spurenelemente (zumindest die »guten«, bioaktiven) tüchtig im Stoffwechsel mit. Sie werden dringend gebraucht. Wenn sie fehlen, kommt es prompt zu Mangelerscheinungen, die wir oft gar nicht bemerken, die sich nach und nach einschleichen, dann aber ziemlich mitleidlos ihre Spuren hinterlassen: in unserem Äußeren, in Muskeln, Knochen, Organen, Blut, nicht zuletzt in unserer Psyche.

*In der Tat: Sie können sich schön essen, denn Menge und Inhalt der Nahrung haben Auswirkungen auf innere und äußere Attraktivität.*

Wir sollten also stets darauf achten, daß unsere tägliche Kost auch ausreichend hohe Mengen dieser wertvollen Biostoffe enthält, und zwar morgens, mittags und abends, auch in den Zwischenmahlzeiten (mineralstoffliche Kürbiskerne aus dem Reformhaus schmecken z. B. viel besser als jeder Schokoriegel). Damit fließen unseren 70 Billionen Körperzellen ausreichend Mineralstoffe zu.

Wenn sich aber schon häßliche, alt machende Folgen von Mineralstoffmangel zeigen (in der Haut, in Gelenken, im Immunsystem usw.), können wir sie ganz gezielt behandeln, indem wir einfach für Nachschub sorgen. Wie das im einzelnen funktioniert, lesen Sie im folgenden Kapitel.

# Jung, schlank und schön durch Mineralien

## Die Haut

### *Welche Mineralstoffe braucht sie?*

Als Enzymspender beim Aufbau neuen Bindegewebes und Kollagens ist Zink unerläßlich. Das Spurenelement verschweißt und verknüpft Eiweißstoffe zu einem elastischen, dehnbaren, fast unzerreißbaren Gewebe. Schwefel liefert der Haut die nötige Feuchtigkeit, Kupfer das Enzym für die Pigmentierung, also z. B. für die Sonnenbräune. Bei diesem Vorgang verändert Kupfer den Eiweißbaustein Tyrosin zum Hautfarbstoff. Unsere Haut braucht auch Schutz gegen Freie Radikale, wofür Selen sorgt. Silizium ist wichtiger Bestandteil von gesundem Kollagen.

*Wenn Sie sich ausschließlich von Junk-food ernähren, brauchen Sie sich über eine runzlige Haut nicht zu wundern.*

### *Was soll ich essen?*

- Täglich ein Müsli (halbe Tasse) aus möglichst selbstgemahlenem Getreide (Weizen, Roggen, Gerste, Dinkel, Hafer, Buchweizen, möglichst vom Biobauern, aus dem Bioladen oder Reformhaus; Zink, Kupfer, Selen)
- Drei bis vier Eier (ganz egal, in welcher Form) pro Woche (Schwefel). Wichtig: Bei gesunder Kost braucht man keine Angst vor einem zu hohen Cholesterinspiegel zu haben
- Bierhefe aus dem Reformhaus als Ergänzung
- Pflanzenkost (Silizium)

## Das Haar

### *Welche Mineralstoffe sind wichtig?*

Ähnlich wie die Haut hat auch unser Haar einen erheblichen Bedarf an Zink (Haarausfall ist häufig nur Folge von Zink-Mangel). So wie der Haut schenkt Kupfer auch dem Haar seine blonde, braune, rote oder schwarze Farbe. Und weil die hornstoffbildenden Zellen nach dem gleichen Prinzip wie die Zellen in der obersten Hautschicht arbeiten, müssen wir auch für gehörigen Schwefel-Nachschub sorgen, der dem

Haar Glanz und Schutz verleiht. Als Immunwächter ist Selen für den Haarboden noch wichtiger als für die Haut.

### Was soll ich essen?
- Bierhefe oder Melasse aus dem Reformhaus als Nahrungsergänzung (Kupfer, Selen, Zink)
- Eine Woche lang täglich ein Ei, danach pro Woche drei Eier als Eikur (Schwefel). Wichtig: Keine Billigeier kaufen, die oft verseucht sind, lieber in den Bioladen gehen

## Die Augen

### Welche Mineralstoffe brauchen sie?
Das vielleicht wichtigste Mineral ist Kalzium, weil die Übermittlung von Sehreizen zum Gehirn über Millionen winziger Kalzium-Kanälchen verläuft. Auch Natrium und Kalium sind an diesem neuroelektrischen Reizprozeß der Photorezeptoren im Auge beteiligt. In Zellen der Netzhaut, Linse, des Glaskörpers und anderer Teile ist Selen ein wichtiger Immunschutzfaktor. Zink und Kupfer sind im Augenhintergrund am Sehvorgang bzw. auch an der Bildung des Sehpurpurs beteiligt. Diese beiden Spurenelemente sind es auch, die (z. B. beim Flirten) unsere Augen funkeln und leuchten lassen.

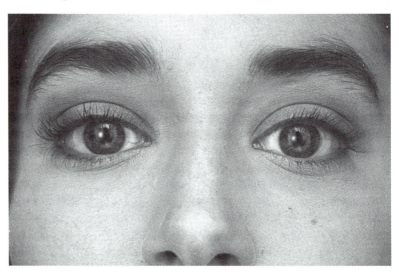

*Der Augenstoffwechsel ist verantwortlich für die Ausdruckskraft der Augen.*

*Was soll ich essen?*
- Täglich 100 Gramm Magerkäse oder einen Liter Milch trinken (Kalzium)
- Gemüse, Obst, Kartoffeln (mit Schale), Vollkornprodukte, Naturreis und Bananen (Kalium, Selen)
- Kürbis- oder Sonnenblumenkerne aus dem Reformhaus

## Die Zähne

*Welche Mineralstoffe brauchen sie?*
Am allerwichtigsten ist Kalzium als Hauptbestandteil sowohl der Zahnsubstanz als auch der Knochenmasse. Der sogenannte Alveolarbogen im Kieferknochen (in dem unsere Zähne sitzen) hat den höchsten Kalzium-Umsatz im ganzen Körper. Kalzium, Phosphor und Magnesium liefern den Werkstoff für Zähne und zahnhaltende Knochen. Die Spurenelemente Boron, Zink, Vanadium sowie Fluoride (Fluor-Salze) sind an Verarbeitung und Schutz von Knochenmasse beteiligt.

**Wenn Sie schöne Zähne ohne Karies haben wollen, verzichten Sie auf Zucker, auf Süßes, Mehlspeisen und alle Produkte aus hellem Mehl.**

*Was soll ich essen?*
- Eine gesunde Mischkost mit nur kleinen Fleischportionen (60 bis 80 Gramm) und viel Gemüse (Kalzium, Phosphor, Vanadium)
- Dunkelgrünes Blattgemüse und -salat (Magnesium)
- Meeresfisch, Käse und Tee trinken (Fluoride)
- Getreidemüsli (halbe Tasse) pro Tag (Zink)
- Nüsse (Boron)

## Die Nägel

*Welche Mineralstoffe brauchen sie?*
Finger- und Fußnägel bestehen zu 98 Prozent aus dem Horn- bzw. Eiweißstoff Keratin. Damit sie schön glatt, biegsam und überhaupt gesund sind, brauchen sie allerdings spezielle Eiweißbausteine, nämlich solche, die Schwefel in die Wachstumszellen schleusen. Für deren Stoffwechsel wird ganz dringend das Spurenelement Molybdän benötigt sowie auch Zink, das wichtige Enzyme für die Keratinproduktion beisteuert.

*Was soll ich essen?*
- Eigelb, Fisch, Fleisch, Leber, Käse (Eiweißstoffe)
- Vollkornprodukte (Zink)
- Getreide, Hülsenfrüchte, Milch, Käse (Molybdän)

## Das Stützgewebe (Kollagen, Bindegewebe)

### Welche Mineralstoffe halten es jung?

*Kollagen gibt dem Bindegewebe seine dehnbare Festigkeit überall im Körper und in den Organen.*

Die beiden Hauptbestandteile von Bindegewebe sind Kollagen- und Elastinfasern. Während die Kollagenfasern von speziellen Zellen gebaut werden, entsteht Elastin außerhalb der Zelle mit Hilfe von Kupfer. Zink und Kupfer gemeinsam verweben und verknüpfen dann die Fasern. Bindegewebe braucht Feuchtigkeit, die durch Schwefel garantiert wird. Für den Schutz des Bindegewebes sowie der Gewebshormone, die für die »Schmierung« von Bindegewebe sorgen, wird Selen gebraucht.

### Was soll ich essen?
- Naturreis, Vollkornprodukte (Kupfer, Zink)
- Kürbiskerne (Reformhaus), Nüsse, Müsli (halbe Tasse täglich; Selen)
- Leber, Eigelb, Fleisch, Fisch, Käse, Milch (Schwefel)
- Bierhefe, Melasse

## Das Körpergewicht

### Welche Mineralstoffe machen schlank?

Fett ist vorwiegend eine Masse aus Fettmolekülen, die hin und her transportiert, zur Wärmeregulation eingelagert oder zu Energie verbrannt wird. Gesteuert werden diese Mechanismen von Eiweißkörpern wie z. B. Hormonen. Chrom stimuliert Enzyme für den Fettstoffwechsel. Wichtigster Fettfresser ist indirekt Jod als Zweidrittelbestandteil der Schilddrüsenhormone, die Fett aus Fettzellen freisetzen und bei der Verbrennung von Fettmolekülen in Zellbrennkammern helfen. Eisen wiederum transportiert den für die sogenannte Verbrennung nötigen Sauerstoff in die Zelle. Bei diesem Vorgang wird auch Magnesium benötigt.

*Was soll ich essen?*
- Jodiertes Meersalz (Jod)
- Getreide (Chrom)
- 30 Tage lang Bierhefetabletten aus dem Reformhaus zur konsequenten Gewichtsabnahme einnehmen (Chrom)
- Weizenkeim, Kalbsleber (Chrom)
- Fleisch, Eier, Gemüse, Vollkornprodukte (Eisen)
- Müsli, Vollkornbrot (Kohlenhydrate)
- Dunkelgrünes Blattgemüse bzw. -salat (Magnesium)

# Fit und gesund durch Mineralien
## Die Muskeln

### Welche Mineralstoffe brauchen sie?
Unsere Muskeln bestehen vorwiegend aus Eiweiß, brauchen aber für ihre Funktionsfähigkeit Mineralien. Kalzium leitet die nötigen Nervenimpulse für alle kontrollierten Muskelbewegungen. Phosphor-Salze wiederum mobilisieren Kalzium. Muskelschwäche ist oft Anzeichen für Phosphor-Mangel (der durch Alkohol, Tabletten, auch durch das Älterwerden begünstigt werden kann).
Besonders wichtig sind Eisen und Magnesium: Eisen liefert Sauerstoff für die Muskelenergie, Magnesium hilft beim Muskelentspannen nach jeder Kontraktion (Magnesium-Mangel führt deshalb zu Krämpfen). Den Auftrag, Muskeln zu bewegen, leiten Kalium und Natrium gemeinsam in die Muskelzellen. Überall dort, wo Muskeln besonders hohe Leistung ohne längere entspannende Pausen erbringen müssen (z.B. im Herzen), werden diese Mineralien auch in besonders hohen Konzentrationen gebraucht.

**Gewaltsame Hungerkuren beschleunigen den Alterungsprozeß. Neue biochemische Erkenntnisse zeigen, wie Sie schlank werden und problemlos bleiben können.**

### Was soll ich essen?
- 100 Gramm Magerkäse täglich (Kalzium)
- Ausgewogene Mischkost (Phosphor, Eisen)
- Dunkelgrünes Blattgemüse (Spinat, Brokkoli), Nüsse, Samen, Getreide (Magnesium, Kalium)
- Kochsalz (Natrium)

*Unter einem Muskel versteht man ein Organ, das durch Nervenimpulse zu aktiver Kontraktion und Erschlaffung fähig ist und das aus Bündeln von sogenanntem glatten und quergestreiften Muskelgewebe besteht.*

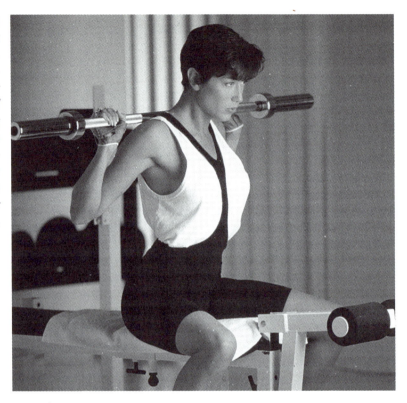

## Die Knochen

### *Welche Mineralstoffe halten sie stark?*

Die Knochensubstanz besteht aus Kalzium und Phosphor, die ein enorm robustes Kristallgitter bilden, in das auch Magnesium eingebaut ist. Das Spurenelement Boron ist für die Aufnahme der drei Knochenmineralien Kalzium, Phosphor und Magnesium aus dem Darm ins Blut unerläßlich. Boron-Mangel führt zu Kalzium- und Magnesium-Verlusten über den Urin. Fluor-Salze kurbeln die Kristallisation der Knochensubstanz an. Auch Silizium ist am Aufbau starker Knochen beteiligt.

### *Was soll ich essen?*

- Käse, Milch (Kalzium)
- Gemüse, Kartoffeln, Bananen, Nüsse (Phosphor)

- Nüsse, Spinat, Wirsing, also alles Grüne bzw. Dunkelgrüne (Magnesium)
- Meeresfisch, Käse und Tee trinken (Fluor)
- Pflanzenkost (Silizium)

# Der Kreislauf

### Welche Mineralstoffe braucht er?

Die 100 000 Kilometer dicker, dünner und allerkleinster Venen und Arterien in unserem Körper sind von Bindegewebe und Muskeln umpackt, die ständigen Nährstoffbedarf haben. Allerwichtigstes Gefäßmineral ist Zink, das in Zusammenarbeit mit Vitamin C und mit Pflanzenschutzstoffen die Venen- und Arterienwände immer wieder kräftigt. Auch Silizium und Molybdän sind an diesem Neuaufbau beteiligt. Natrium ist für den Tonus, die Gefäßwandspannung, unerläßlich; dies gilt vor allem für die Venen, die ohnehin wesentlich schwächer als die Arterien sind, weil sie weniger von Muskeln gestützt werden.

**Gesundheit und Fitneß sind nicht nur eine Frage des Sports, sondern auch das Ergebnis der richtigen Mineralstoffzufuhr.**

### Was soll ich essen?
- Täglich Getreidemüsli (halbe Tasse; Zink, Silizium, Molybdän)
- Bierhefe als Nahrungsergänzung
- Salz gegen niedrigen Blutdruck

# Die Gelenke

### Welche Mineralstoffe brauchen sie?

Jedes Gelenk ist ein sensibler Mechanismus mit hohem Nährstoffbedarf. Die Knorpelfläche sowie die Gelenkschmiere sind sehr empfindlich gegenüber Freien Radikalen, sie brauchen für ihren Schutz Selen-Enzyme. Die Gelenkkapsel selbst besteht aus festem kollagenen Bindegewebe mit hohem Bedarf an Zink und Silizium. Die Gelenkknochen haben (vor allem bei Belastung) einen hohen Kalzium-Umsatz. Eisen- und Kupfer-Anreicherungen in der Gelenkschmiere fördern die Dauerproduktion giftiger Radikale – Ursache anhaltender Entzündungen. Wichtiger Gegenspieler ist Zink, Arthritispatienten haben fast immer zuwenig Zink und Selen im Blut. Für den Nachbau verbrauchter Gelenkschmiere wird Mangan benötigt.

*Zuviel Fleisch führt zu schweren, schmerzhaften Gelenkentzündungen. Ersetzen Sie Fleisch durch Fisch.*

### Was soll ich essen?
- Täglich eine halbe Tasse Vollkornmüsli aus möglichst selbstgemahlenem Getreide (Hafer, Dinkel, Gerste, Weizen, Roggen; Zink, Selen, Mangan, Silizium)
- Gemüse in Form von Rohkost
- Bierhefe oder Melasse (Reformhaus)
- Milch, Käse und andere Milchprodukte (Kalzium)

# Froh und glücklich durch Mineralstoffe

## Das vegetative Nervensystem

### Welche Mineralstoffe braucht es?
Ohne daß wir es spüren, beherrscht es unser Innenleben (Verdauung, Herzschlag, Atmung, Organe, Stoffwechsel usw.). Es ist unserem Willen und Einfluß entzogen, und um optimal zu funktionieren, muß es ständig mit Mineralstoffen gespeist werden. Die wichtigsten: Kalzium, Kalium, Natrium, Chlor für Nervenreizübertragungen; Magnesium, Mangan, Lithium und Kupfer für den Aufbau der Schutzschicht aller Nervenzellen sowie für den Enzymstoffwechsel innerhalb der Zellen. Nicht vergessen werden sollte in diesem Zusammenhang der Hinweis auf ausreichenden Schlaf.

### Was soll ich essen?
- Eine ausgewogene, salzarme Mischkost mit hohem Anteil an pflanzlicher Kost (Kalium, Natrium, Chlor-Salzen)
- Täglich 100 Gramm Käse oder einen Liter Milch (Kalzium)
- Dunkelgrünes Blattgemüse (Magnesium)
- Naturreis, Getreide, Nüsse, Samen, Kerne (Mangan, Lithium, Kupfer)
- Eine 30-Tage-Kur mit Bierhefe oder Melasse bringt einen Schub an Biostoffen
- Bei Einschlafschwierigkeiten 30 Gramm Zucker 1 Stunde vor dem Zubettgehen

# Gehirn und Konzentration

## *Welche Mineralstoffe werden benötigt?*
Unser Gehirn beansprucht bis zu einem Viertel aller Nährstoffe. Für die Energie der 100 Milliarden Gehirnzellen wird Glukose gebraucht und für deren Einbau in Zellen das Spurenelement Chrom. Phosphor liefert den Rohstoff für das Milieu, über das Signalreize vermittelt werden. Für die Produktion eines Nervenreizstoffs, der uns wach und konzentriert macht, wird Mangan als Enzymspender benötigt. Sehr wichtig: Eisen, das den nötigen Sauerstoff in die Zellen transportiert. Und schließlich Kalzium, das die winzig kleinen Kanälchen zur Verfügung stellt, über die Gehirnreize weitervermittelt werden.

## *Was soll ich essen?*
- Bierhefe (Chrom, Mangan)
- Gesunde Mischkost (Phosphor)
- Käse, Joghurt, Quark (Kalzium)
- Eier, Fleisch, Fisch, Geflügel, Obst, Gemüse (Eisen)

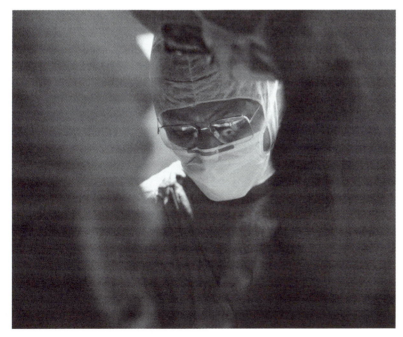

*Das menschliche Gehirn wiegt nur etwa 1300 Gramm und beansprucht doch 25 Prozent der gesamten Nährstoffmenge jeder Mahlzeit.*

## Glück, Kreativität, Optimismus

### Welche Mineralstoffe sind nötig?

*Essen Sie täglich Ihr Glück mit Vollkornprodukten, grünem Blattgemüse und viel Eiweiß.*

Gefühle, Stimmungen und Empfindungen sind immer von Biostoffen abhängig, von Eiweiß und Vitaminen, aber auch von Mineralien. Wenn sie fehlen, verkümmern Nerven- und Gehirnzellen. Als Schutzreaktion des Körpers wird das Nervensystem »defensiv«: Es leitet Signalreize nur bedingt weiter, meidet Risiken – so kommt es zu Verzagtheit, Angstzuständen, auch depressiven Verstimmungen. Wichtigste »Glücks-Mineralien« sind Kupfer, Mangan und Magnesium für die Verbindung von Nervenleit- oder -reizstoffen sowie von Euphoriepeptiden. Eisen wird für die Zellenergie (Sauerstoffzufuhr), Kalzium für die Reizübermittlung gebraucht.

### Was soll ich essen?
- Vollkorn, Naturreis, Nüsse, Samen (Kupfer, Mangan)
- Sonnenblumen- und Kürbiskerne, Blattgemüse (Magnesium)
- Käse (Kalzium)
- Leber, Fleisch, Mischgemüse, Vollkornprodukte (Eisen)

## Libido, Potenz, Orgasmus

### Welche Mineralstoffe sind nötig?
Zink ist ein Spurenelement, das wichtige Sexualreizstoffe wie z. B. Histamin in Gehirn und in Gefäßwände im Schambereich von Klitoris und Penis einbaut. Der Weg von Liebkosung oder Zärtlichkeit zu aufkeimender Libido ist ebenso zinkabhängig wie die Produktion von Sexualhormonen wie Östrogen oder Testosteron bzw. von den Liebeshormonen und dem Hormon aus der Hirnanhangsdrüse. Mangan wird bei der Produktion für Enzyme benötigt und Selen zum Schutz der Drüsen.

### Was soll ich essen?
- Vollkornprodukte (z. B. Vollwertnudeln, Naturreis, Vollkorn- und Knäckebrot; Zink)
- Bierhefe oder Melasse (Reformhaus) als Nahrungsergänzung (Zink, Mangan, Selen)

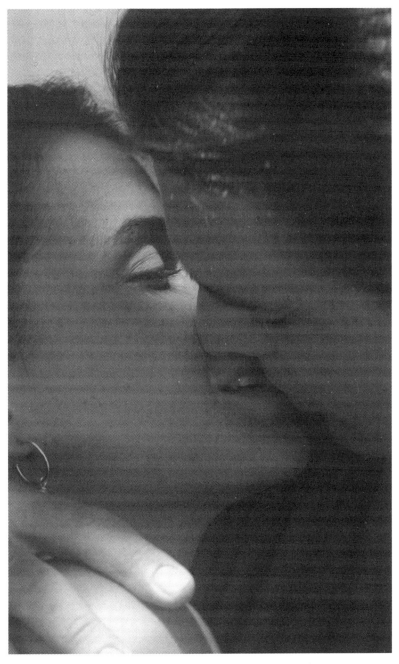

***Mineralstoff-
mangel führt zum
Abbau des Lust-
hormons Histamin
und damit zur
Lustlosigkeit.
Beugen Sie durch
Vollkornprodukte
Zink-Mangel vor!***

# Aufregend und faszinierend – die Welt der Mineralstoffe

Im Prinzip besteht die Natur (jedes Tier, jede Pflanze, auch der Mensch) aus Eiweiß, und sie zerfällt auch wieder in Eiweißbausteine (der Mensch wird also nach seinem Tod nicht zu »Asche«). Ein welkes Blatt, das im Herbst zu Boden segelt – irgendwann bleiben von ihm nur noch diese einzelnen Bausteinchen zurück. Die braucht die Natur freilich, um daraus gleich wieder neues organisches Leben zu basteln.

*Je größer das Bewußtsein für die einzelnen Bestandteile unseres Körpers ist, desto klarer müßte es uns werden, wie sehr wir Teil der Natur sind und daß wir mit ihrer Vernichtung letztlich uns selbst zerstören.*

Abgesehen von diesem Eiweiß, von Fett, rund einem Pfund gespeicherter Kohlenhydrate, von ein paar Gramm Vitaminen und Wasser besteht der Mensch auch noch aus einer ganz anderen Substanz: den Mineralstoffen. Etwa vier Prozent von uns sind Mineralien (die sieben »großen« Kalzium, Phosphor, Magnesium, Natrium, Kalium, Chlor und Schwefel) sowie rund 30 oder noch viel mehr Spurenelemente. Die führen in unserem Innern ein meist verstecktes und unglaublich vielseitiges, im wahrsten Sinne des Wortes abenteuerliches Dasein. Sie verbrüdern sich mit Vitaminen, Eiweiß und Fettsäuren, ergänzen, helfen einander gegenseitig, entwickeln bei ihren chemischen Reaktionen in Molekülgröße eine Explosivität, die jene der Atombombe vergleichsweise weit übertrifft.

# Was Mineralstoffe im Stoffwechsel bewirken

Einige Mineralien wie Kalzium, Phosphor oder Magnesium sind zwar auch Mengen- oder Füllstoffe im Körper (wie z. B. in den Knochen), aber eigentlich sind sie Aktivatoren, »Bewirker«, ähnlich den Vitaminen, die ebenfalls irgend etwas vorantreiben, verändern wollen. Als totes Metall ist ihnen dies nicht möglich. Wenn im Gestein ein Vanadium-Atom neben einem Arsen-Atom liegt, öden sie sich gegenseitig nur an (wie z. B. auf dem Mond oder möglicherweise überall im Universum). Wenn ein Mineralatom aber im Magen oder Darm gelöst und in Ionen (seine Bestandteile) zerlegt wird, entstehen positiv und negativ geladene Teilchen, die untereinander in Spannung stehen. In dieser Spannung keimt der Ursprung allen Lebens.

## Zauberwelt der Ionen

Weitab, in einer gänzlich anderen Welt als unserer, führen Ionen ihr Eigenleben. Sie entstehen immer dann, wenn ein Atom ein Elektron (Elementarteilchen, die die Elektronenhülle des Atoms bilden) abgibt und ein anderes Atom sich dieses Elektron schnappt und gut ausbalanciert in die Kreisbahnen seiner übrigen Elektronen eingliedert. Nun sind beide Mineralstoffatome zu Ionen geworden. Das Atom, das ein Elektron verloren hat, ist positiv geladen (ein sogenanntes Kation), das Atom, das ein Elektron empfangen hat, negativ (ein sogenanntes Anion). Kationen und Anionen bewegen sich im elektrischen Feld zur jeweils entgegengesetzten Elektrode. Mit anderen Worten, sie drängen mit Macht aufeinander zu und entwickeln auf diese Weise Motorik, wenn auch nur in der für unsere Augen unsichtbaren winzigen Mikrowelt der Moleküle. Wenn nur ein Kation einem Anion gegenübersteht, passiert da freilich nicht viel. Anders ist es aber schon, wenn Trilliarden Kationen (eine Zehn mit 18 Nullen) Trilliarden Anionen gegenüberstehen, unbedingt zueinanderwollen – und dies in jeder Sekunde neu. Da wird schon einiges bewegt, und in unserem Innern entstehen Kräfte, deren wir uns zwar nicht bewußt sind, ohne die wir aber überhaupt nicht leben könnten.

**Unter Ionen sind Atome zu verstehen, die ein Elektron entweder abgegeben oder aufgenommen haben. Diejenigen, denen ein Elektron fehlt, sind positiv geladen, die anderen, die ein Elektron dazubekommen haben, negativ.**

## Füreinander bestimmt

Angenommen mal, ein Lithium-Atom und ein Fluorid-(Fluor-Salz-)Atom treffen sich im Bauch oder im Blut. Das Lithium-Atom hat drei Elektronen, zwei in seiner Innenbahn um den Atomkern – die gibt es auf keinen Fall her; aber es hat noch ein einzelnes auf seiner Außenbahn – darüber kann man reden. Das Fluorid-Atom hat neun Elektronen, zwei in der Innenbahn – da geht gar nichts; aber unter den »Außenelektronen« kreist ein einzelnes – und das fühlt sich einsam. Denn überall in der Natur erfüllen sich Harmonie und Ausgewogenheit immer nur dann, wenn Elektronen paarweise auftreten.

## »Hochzeit« der Atome

*Positiv und negativ geladene Atome ziehen sich an und streben mit Macht aufeinander zu. Dadurch entsteht Spannung, die in unseren Stoffwechsel eingebracht wird. Verantwortlich dafür sind ausschließlich die Mineralien.*

Genau genommen gibt es also zwei unglückliche Elektronen, eins im Lithium-Atom, eins im Fluorid-Atom. Und es ist deshalb kein Wunder, wenn die beiden sich sagen: »Laß uns heiraten und ein Pärchen bilden. Warum sollen immer nur die anderen glücklich sein!« Also gibt Lithium ein Elektron an das Fluorid-Atom ab. Nun sind aber beide Atome positiv und negativ geladen, sie streben somit aufeinander zu. Nachdem sich die Elektronen verbunden haben, kommt es auch zur »Hochzeit« der Atome – es entsteht Lithium-Fluorid, eine völlig neue Substanz mit ganz anderen, höchst wirksamen Kräften im Stoffwechsel. Weil unzählige Ionen diese Spannung in den Stoffwechsel einbringen, ist unser Körper mit seinen 70 Billionen Zellen also ein einziges Kräfte- und Spannungsfeld. Sein Leben verdankt er weder dem Eiweiß noch den Kohlenhydraten, weder den Vitaminen noch den Fettsäuren – sondern ausschließlich den Mineralstoffen.

Ein anderes Beispiel: Wenn wir einen Topf Salzwasser aufstellen, um Spaghetti zu kochen, wird das Natrium-Chlorid (also unser Kochsalz) aufgelöst, und es entstehen wieder freie Ionen: das positiv geladene Natrium und das negativ geladene Chlorid. Schon ist die ursprüngliche Spannung wieder da, die »Sehnsucht« der Mineralionen nach Vereinigung. Wenn jetzt das Wasser verdunstet, setzen sich am Boden des Kochtopfs Salzkristalle ab. Da haben sich die Ionen wieder zu Natrium-Chlorid zusammengefunden. Auf dieselbe Weise geht es dank der Mineralien und Spurenelemente in unserem Körper ständig hin und her – fast so aufregend wie im Marionettentheater: Eigentlich leblose Puppen beginnen unter den Klängen des Stoffwechsels wild zu tanzen und zu leben.

## Besonders aktive Ionen

Eigentlich sind sie alle gleichermaßen unternehmungslustig – ganz egal, ob es sich um Nickel-, Kalzium-, Arsen-, Zinn- oder Silizium-Ionen handelt. Aber da gibt es doch welche, die sich spezialisiert haben, die sich einem noch wichtigeren Aufbau als nur jenem der Knochen oder Muskeln widmen: nämlich der Nerven und des Gehirns. Unser Stoffwechsel hat nämlich (im Gegensatz zu den Tieren) eine Hierarchie. Das oberste Management rekrutieren Nervensystem und Gehirn mit ihren Gefolgsleuten, den Hormonen, Neuropeptiden, Nervenreizstoffen und anderen Substanzen (die übrigens fast ausschließlich aus Eiweiß bestehen). Und da gibt es nun Mineralstoffe, die Ehrgeiz entwickeln und gern in diesen Führungsetagen mitwirken, wo es darum geht, anderen Biostoffen Stoffwechselaufgaben zu übertragen. Zu diesen zählen insbesondere die sogenannten Elektrolyte Natrium, Kalium und Chlor sowie auch Kalzium. Sie haben sich in den Jahrmilliarden unserer Evolution unentbehrlich gemacht und beherrschen jetzt gewissermaßen u.a. das Nervensystem – übrigens Indiz dafür, daß Mineralstoffe als robuste Elemente der Erdkruste letzlich den Vitaminen (als organisch gebildete Moleküle, also Mischsubstanzen) überlegen sind.

**Einige Mineralstoffe haben es im Laufe der Evolution geschafft, sich unentbehrlich zu machen und denselben Stellenwert einzunehmen, wie z. B. die Nervenreizstoffe, die Verbindung zum Gehirn.**

Die Natur freilich hatte in all diesen Jahrmillionen gar keine andere Wahl. Sie war gezwungen, Lebewesen aus dem zusammenzubasteln, was auf der Erde herumlag oder im Wasser schwamm. Während Eiweißbausteine im Grunde nichts anderes als Ziegelsteine sind, erwiesen sich Mineralstoffe als wesentlich vielseitiger.

### *Großstadtbetrieb in der Zelle*

Unsere Körperzellen bestehen aus rund einer Million oder sogar noch mehr Einzelteilen. Jedes dieser mikroskopisch winzigen Elemente muß ständig genährt bzw. erneuert werden. Also haben Körperzellen rund um die Uhr einen gewaltigen Nährstoffbedarf. Biomoleküle fallen aber nicht von allein aus dem Blut in eine Zelle hinein, sondern sie werden über unterschiedliche Transportsysteme »angesaugt« oder eingeschleust. Die elektrolytischen Spannungsverhältnisse in der Flüssigkeit innerhalb und außerhalb der Zelle sorgen für diesen stetigen Zustrom, so z. B. über die Natrium-Kalium-Pumpe. Zusammen mit Natrium wird wichtiges Zellfutter ins Innere der Zelle geschleust, während gleichzeitig Zellmüll durch die Schutzschicht der Zelle ausgeschieden wird. Zentrales Mineral im Innern der Zelle sind Kalzium-Ionen. Sie konzentrieren sich vornehmlich im Labyrinth spezieller Hohlräume mit Lagerbläschen, Kanälchen und Zisternen, dort allerdings in winzigsten Konzentrationen: In der Flüssigkeit außerhalb der Zelle ist Kalzium 10 000mal höher angereichert als in der Flüssigkeit im Zellinnern. Wenn nun »eine Handvoll« Kalzium-Ionen die Hohlräume verlassen und in andere Zellgegenden wandern, geht die Balance verloren, und es strömen sofort Unmengen von Kalzium-Ionen in die Zelle und in die Hohlräume nach.

## *Hormonstoffe und Stimmungsreize*

*Mit Hilfe der Natrium-Kalium-Pumpe werden Substanzen, die für unser inneres Gleichgewicht notwendig sind, wie z. B. Hormone und Nervenpeptide, quer durch unser Nervensystem bewegt.*

Dieser Vorgang ist speziell in Nervenzellen von Bedeutung, vor allem aber auch in Muskelzellen, die besondere Leistung erbringen müssen, wie die Herzmuskelzellen. Der jähe Anstieg von Kalzium-Ionen löst ein Zusammenziehen der Muskeln aus, aber es werden auch Substanzen ausgeschieden. Auf diese Weise werden z. B. Hormone, Nervenpeptide und Nervenreizstoffe quer durch unser Nervensystem bewegt. Diese Stoffe sind deshalb interessant, weil sie absolut »gut« sind. Sie bringen uns immer nur Zufriedenheit, Heiterkeit, Ausgeglichenheit, Freude, Glück, Begeisterung, Kreativität, Entzücken, innere Ruhe usw. In all den Jahrmilliarden ihrer Existenz hat die Natur noch kein einziges Hormon nur zu dem Zweck erfunden, Pflanzen, Tiere oder Menschen zu quälen oder sie unglücklich zu machen.

Fehlt es jedoch an diesen Hormonstoffen, so können alle positiven Stimmungsreize nur noch bedingt übertragen werden. Dasselbe geschieht, wenn es an Kalzium mangelt. Dann wird man z. B. schnell nervös. Deshalb ist dieses Mineral das beste natürliche Beruhigungsmittel, für uns Menschen ebenso wie für Tiere in freier Natur. Kalzium wird in jeder Sekunde aus dem Blut an Zellen abgegeben, damit der Nachschub stimmt. Dementsprechend müssen wir jeden Tag Kalziumreich essen, damit kein Mangel eintritt. Nervenzellen produzieren alle ihre Signalreize über den Ionenfluß quer durch ihre Zellschutzschicht, also stets mit Hilfe von Mineralien. Inzwischen sind schon 75 unterschiedliche Ionenkanälchen entdeckt worden, wahrscheinlich gibt es aber 200 oder noch viel mehr. Diese Kanälchen sind entweder offen oder geschlossen. Mit diesem simplen Ein- und Ausschaltmechanismus wird unser ganzes Seelenleben reguliert.

In den Muskeln spielen Kalzium-Ionen sowie die Natrium-Kalium-Pumpe eine ebenso große Rolle. Das Myosin (Muskeleiweiß) bindet Kalzium-Ionen und sorgt auf diese Weise für Power und Zündung von Muskelbewegungen. Im winzigen Antriebssystem der Mücken offenbart sich die Perfektion der Natur noch eindrucksvoller, denn deren zarte, kleine Flügelchen schlagen 1000mal pro Sekunde – und jeder einzelne Flügelschlag ist in unendlicher Präzision haargenau vorbereitet.

An all diesen Vorgängen sind auch andere Mineralstoffe beteiligt, wie Magnesium und Chlor. Neu ist die Entdeckung, daß ein Mangel an dem Spurenelement Boron das feine System der Gehirnimpulse beeinträchtigt. Die US-Biochemiker James G. Penland und Forrest Nielsen haben dies in einem Versuch an freiwilligen Testpersonen festgestellt. Das Netzwerk elektrischer Hirnimpulse regulierte sich erst wieder, nachdem die Versuchsteilnehmer mehrere Tage lang täglich drei tausendstel Boron erhalten hatten.

# Wenn Mineralstoffe auf Reisen gehen

Erst mal befinden sich alle Mineralien und Spurenelemente im Magen. Dort werden bestimmte Mineralstoffe wie z.B. Kalzium-Salze bereits aufgelöst, und die Masse der Mineralstoffe rutscht dann mit dem Nahrungsbrei weiter in den oberen Dünndarm, wo die eigentliche Verdauung beginnt.

## *Mineralien im Magen*

Die Zusammensetzung des Magensafts entscheidet darüber mit, ob unser Stoffwechsel ausreichend Mineralien enthält. Denn bestimmte Mineralien beanspruchen für ihre Lösbarkeit ein saures Milieu, andere wiederum ein eher alkalisches. Weil viele Menschen etwa ab dem 40. Lebensjahr immer weniger Magensäure produzieren, wird auch ihre Nährstoffversorgung immer schlechter. Dies betrifft übrigens nicht nur Mineralstoffe, sondern vor allem auch Eiweiß. Viele Mineralstoffe brauchen darüber hinaus Eiweißträger für ihren Transport im Blut zu den Zellen. So wird also ein ungenügender Säurewert im Magen zur ersten von vielen möglichen Ursachen für einen Mangel an wichtigen Nährstoffen.

Wenn Sie den ganzen Tag in einer Haltung verbringen (müssen), wobei der Magen zusammengedrückt ist, kann sich das auf die Leistungsfähigkeit dieses Organs auswirken. Auch eine unphysiologische Atmung, bei der der Bauch sich nicht bewegt, trägt unter Umständen zu Magenbeschwerden bei.

Wenn wir hungrig sind und eine leckere Mahlzeit sehen oder riechen, stimulieren nervöse Reflexe die Säureausscheidung aus der Magenschleimhaut. Koffein, Alkohol, teilverdautes Eiweiß und andere Substanzen wie z. B. Kalzium-Ionen sorgen in der Schleimhaut des unteren Magens für den Ausstoß eines Hormons, das zusätzlich die Säureproduktion anregt. Der Säurewert erreicht eineinhalb Stunden nach einer normalen Mischmahlzeit seinen Höchstwert. Jetzt läuft die Vorverdauung im Magen auf vollen Touren. Und auch hier ist schon ein Mineralstoff aktiv beteiligt: Chlor als Bestandteil von Salzsäure, die den Magensaft sauer macht. Positive Nebenwirkung eines hohen Säurewerts im Magen: Bakterien und Parasiten werden in Massen vernichtet, Infektionen und Lebensmittelvergiftungen wird also vorgebeugt.

> **Die beiden Mineralien Kalzium und Chlor sorgen im Magen für die Entstehung und Wirksamkeit von Magensäure, die uns u. a. vor Vergiftungen schützt, indem sie Bakterien vernichtet.**

Die Magensäure löst Eisen- und Kalzium-Salze auf, außerdem entsteht das eiweißspaltende Enzym Pepsin, das jedoch erst bei einem recht sauren Magensaft wirksam werden kann. Magensaft kann übrigens so säurehaltig sein, daß er ein Loch in einen Teppichboden frißt. Deshalb brauchen wir zum Schutz der eigenen Magenwände unbedingt eine gutgenährte, üppige und geschützte Schleimhaut. Um ausreichend Säure für die Verdauung bereitstellen zu können, hat die Natur spezielle Zellen in der Magenschleimhaut mit der Fähigkeit ausgestattet, in kürzester Zeit geradezu unvorstellbar große Mengen von Wasserstoffionen zur Verfügung zu stellen – viermillionenmal mehr, als es der Konzentration im Blut entspricht.

## *Wenn Mineralstoffe fehlen*

Tiere in freier Natur entwickeln einen instinktiven Appetit nach diesen lebensnotwendigen Biostoffen. Biochemiker haben z. B. Ratten mehrere Tage lang ein entweder natrium- oder aber auch kalziumarmes Futter vorgesetzt, also künstlich einen bestimmten Mineralstoffmangel erzeugt. Danach haben sie den Tieren verschiedene Schälchen mit Futter vorgesetzt, das gleich aussah und auch scheinbar denselben Geruch hatte. Aber in jeweils einem dieser Schälchen befand sich sehr kalzium- bzw. natriumreiches Futter. Gesteuert von einem für uns Menschen rätselhaften Instinkt, entdeckten die Ratten sofort das Schälchen mit dem Futter, das Kalzium oder Natrium enthielt.

Noch interessanter war ein weiterer Versuch mit ein paar Dutzend ganz phantastisch gut genährter Ratten. Denen setzten die Wissenschaftler

Futterschälchen mit viel oder wenig Phosphor vor. Über Wochen hinweg gestalteten die Ratten ihre eigene, vollkommen ausgewogene Phosphor-Versorgung. Sie nahmen nicht zuviel und nicht zuwenig von dem Mineral auf. Welche »Geheiminstinkte« Tiere auf ihrer Futtersuche leiten, ist nach wie vor eines der unentschlüsselten Geheimnisse der Natur.

Eines wissen Biochemiker aber inzwischen: Auch wenn Spurenelemente in nur unendlich winzigen Konzentrationen in einer Mahlzeit enthalten sind, spüren Geschmacksorgane sie auf, selbst wenn es uns Menschen nicht bewußt wird.

Dies gilt speziell für Kupfer und Eisen, während ein Mangel an Jod und Zink die Geschmacksnerven verkümmern läßt. Patienten mit Zink-Mangel haben häufig ein herabgesetztes Geschmacksempfinden, bei medikamentöser Behandlung korrigiert sich dieser Mangel schnell. Auch das Spurenelement Nickel scheint für die äußerst sensible Wahrnehmung feinster Geschmacksnuancen eine Rolle zu spielen. Es gibt Biologen, die behaupten, daß Tiere in freier Natur (aber in gewissem Maße auch unsere Haustiere) Geschmacksabstufungen sensorisch bis zu 1000fach feiner wahrnehmen als wir Menschen. Mit anderen Worten: Wir »erschmecken« unseren Nährstoffbedarf nicht mehr wie z. B. Rehe, die an Blättern knabbern, sich davon abwenden, um sich Futterpflanzen zu suchen, die ein gerade bestehendes Defizit an Mineralstoffen sofort ausgleichen.

**Falls Sie nicht erkältet sind und dennoch das Gefühl haben, nichts mehr zu schmecken, kann dies an einem Mangel des Mineralstoffs Zink liegen. Hier ist unter Umständen medikamentöse Behandlung angebracht.**

## *Auf dem Weg durch den Darm*
Mineralstoffe finden im Darm wesentlich schwerer den Weg durch die Schleimhaut ins Blut als z. B. Vitamine. Viele Mineralien schaffen den Sprung durch die Schleimhaut nicht allein, sondern sind auf die Unterstützung von Eiweißtransportschiffchen angewiesen. Wenn diese aber fehlen, bleiben sie möglicherweise liegen, und es gelangen viel zuwenig Mineralstoffe eines bestimmten Typs zu den Körperzellen.

Die Darmschleimhaut hat unzählige allerwinzigste Kanälchen mit einem Durchmesser von etwa 15 millionstel Millimetern im oberen Dünndarm und gar nur vier millionstel Millimetern im weniger durchlässigen Dickdarm. Enorme Energien müssen jedesmal aufgebracht werden, um sämtliche Nährstoffbestandteile einer ausgiebigen Mahl-

**Mineralstoffe werden über das Blut transportiert. Auf dem Weg dahin gibt es ein großes Gedränge, weil einige Mineralien denselben Transportweg bzw. -träger benützen. Aber auch Feinde wie z. B. Östrogen fangen sie ab.**

zeit aus dem Nahrungsbrei ins Blut zu verfrachten. Auch bei diesem Prozeß helfen Mineralstoffe fleißig mit, und zwar ganz besonders Natrium, das im Bauchraum in hohen Konzentrationen angereichert ist. Weil dieses Mineral (Hauptbestandteil unseres Kochsalzes) Wasser bindet, bekommt man nach salzreicher Kost unter Umständen einen dicken Bauch. Bei salzarmer Ernährung flacht der Bauch wieder ab. Die unzähligen Natrium-Kalium-Pumpen, die auch in der Bauchwand für den Nährstofftransfer sorgen, stoßen Natrium-Ionen aus und verursachen auf diese Weise ein »Gefälle«. Natrium wird in den ohnehin wassergefüllten Raum zwischen den Zellen transportiert, und weiteres Wasser fließt automatisch nach. Dies vollzieht sich am stärksten im unteren Darm und im Dickdarm, also schwillt dann am ehesten der untere Bauch vom Nabel an abwärts an. Während einer Mahlzeit und der nachfolgenden Verdauung werden im Darm mehr als sieben Liter an Verdauungssäften eingesetzt und zusammen mit den Elektrolyten, vorwiegend aber über das Transportsystem der Natrium-Lösung wieder vom Körper aufgenommen. Da ist also eine gewaltige Menge Wasser unterwegs. Wenn jemand ein schwaches Bindegewebe im Bauchraum hat, sollte er deshalb weniger mit Salz würzen und kleinere Mahlzeiten einnehmen, sonst bekommt er einen ganz schlaffen Bauch.

## *Konkurrenz um Transportträger*

Kalzium und Eisen werden vorwiegend schon im Zwölffingerdarm aufgenommen, der unmittelbar an den Magen anschließt – auch ein Zeichen dafür, wie wichtig dem Stoffwechsel diese beiden Mineralstoffe sind. Sie werden quasi per Eilboten ins Blut und zu den Körperzellen versandt. Zink wird im ganzen Dünndarm aufgenommen, der genaue Transfer von Spurenelementen wie Mangan, Jod, Chrom, Selen oder Molybdän ist immer noch weitgehend unbekannt. Alle Mineralstoffe haben aber zahlreiche Feinde, wenn es darum geht, sich durch die Schleimhaut ins Blut zu drängeln. Dazu zählen erstens andere Mineralien, die jeweils dieselben Transportwege bzw. -träger benutzen, außerdem hohe Konzentrationen von Cortisol (Streßhormon aus der Nebennierenrinde), Schilddrüsenhormon, Östrogen sowie Pflanzensäuren z. B. in ballaststoffreichen Lebensmitteln und viele andere Substanzen. Kalzium, Eisen, Magnesium und Zink werden am ehesten durch Faserstoffe ausgeschaltet, die zusammen mit ihnen dann unlösliche, zum Teil kristalline Komplexe bilden und mit dem Stuhl ausgeschieden werden. Wer sich »zu gesund« ernährt, fast ausschließlich durch Gemüse, Obst oder Vollkornprodukte, sabotiert unter Umständen seinen gesamten Mineralstoffhaushalt, selbst wenn er es noch so gut meint. Andererseits: Wer zu fett ißt, verliert zuviel Kalzium über den Stuhl; bei ungesund eiweißreicher Kost gehen Zink, Kupfer und Kalzium verloren.

Interessant ist, daß die Darmschleimhaut von Neugeborenen für Mineralstoffe (und auch für Eiweiß) wesentlich durchlässiger ist als die von Erwachsenen (Babys brauchen dringend Biostoffe) und daß die Absorption bei älteren Menschen mehr und mehr abnimmt.

Zum Glück haben wir Menschen aber noch eine äußerst verdauungsaktive Darmflora, die u.a. Kohlenhydrate wie z.B. Ballaststoffe umwandelt und dabei wichtige Substanzen freisetzt. Dazu zählen kurzkettige Fettsäuren, die ins Blut gelangen und dabei Metallionen retten und »mitnehmen«, die von Ballaststoffen eingeschlossen waren. Weil Alkohol als allererstes wichtige Darmbakterien zerstört (ehe dann auch Leberzellen angegriffen werden), sind vor allem harte Getränke, aber auch zuviel Wein oder Bier die schlimmsten Feinde der Mineralstoffe auf ihrem Weg zu den Körperzellen.

## *Mineralstoffe im Blut*

Das Blutbild vermittelt schließlich einen Einblick in die Konzentration von Mineralstoffen, die letztlich übriggeblieben sind. Mit sehr modernen Analysegeräten (über die leider die meisten Blutlabors nicht verfügen) lassen sich auch die Werte von sehr seltenen Spurenelementen wie Chrom, Molybdän, Nickel oder Vanadium nachweisen. Dieses Bild ist jedoch trügerisch, und Zellbiochemiker von heute geben auch nicht mehr viel drauf. Denn eine Blutanalyse gibt stets nur den augenblicklichen Stand an Konzentrationen wieder – und der ändert sich von Minute zu Minute, je nach Streßeinflüssen oder auch den eingenommenen Mahlzeiten. Der flüssige Blutanteil ist ja nur Träger von Nährstoffen, entscheidend sind allein die entsprechenden Gewebskonzentrationen. Und die unterscheiden sich im allgemeinen häufig und in Einzelfällen total von den jeweiligen Mineralstoffanteilen im Blut.

**Nicht die Konzentration von Mineralien im Blut ist ausschlaggebend, sondern wie viele davon tatsächlich in die Zellen gelangen.**

Es kann z.B. sein, daß die Zink-Werte im Blut recht erfreulich und zufriedenstellend sind, jene in den Zellen aber ziemlich katastrophal. Dies kann viele Ursachen haben, eine davon liegt in unseren Nieren.

Die Nieren filtern nämlich in ihren – jeweils mehr als eine Million – winzigsten Filtereinheiten pro Tag unser gesamtes Blut ungefähr 500- bis 600mal, rund 700 bis 800 Liter Blut fließen täglich durch die Nieren. Dabei verlassen etwa 200 Liter Flüssigkeit das Blut und pressen sich durch die Filtereinheiten. Lediglich eineinhalb Liter davon werden über den Urin ausgeschieden. Diese gewaltige Filterleistung dient u. a. der Kontrolle und Balance von Nährstoffen, wie z. B. der Mineralien.

## *Die Arbeit der Nieren*

**Achten Sie auf Ihre Nieren. Gesunde Nieren festigen Zähne und Knochen.** Sie gehen sehr klug vor und wissen ganz genau, daß für unsere Gesundheit ein ausgewogenes Verhältnis von Mineralstoffen und Spurenelementen ganz wichtig ist, so z. B. von Zink zu Kupfer, Natrium zu Kalium oder von Kalzium zu Phosphor. Man muß es so deutlich sagen: Viele Menschen quälen ihre eigenen Nieren mit falscher Ernährung ganz entsetzlich – und dabei arbeiten diese Organe so unermüdlich und fleißig, mit einer unvorstellbar großartigen Perfektion. Sie haben sich mit dem Gesamtorganismus in vielen Hunderten Millionen Jahren entwickelt und dabei auf die Ernährung bzw. die Nährstoffkonzentrationen eingestellt, wie sie durch den Verzehr naturbelassener Lebensmittel zustande kommen. Unsere Vorfahren haben früher Knollen, Früchte, Fleisch, Fisch, Eier und Käse gegessen – als Folge davon hatte das Blut eine Nährstoffzusammensetzung, die den Nieren nicht die geringsten Probleme bereitete. Damals war die Abstimmung von Streß, Ernährung und Verdauung absolut perfekt.

Ganz anders sieht es heute aus: Ausgelaugte Kantinen- und Mikrowellenkost, Schnellgerichte aus Dosen und Tiefkühltruhen, Junk-food und Fast food, dazu Kuchen, Süßigkeiten, süße Getränke – da leiden unsere Nieren furchtbar, und das ganze System der Mineralienverwertung geht flöten. Das Übel beginnt meist mit der Anreicherung von Abfällen aus dem Eiweißstoffwechsel, wobei der Harnstoff, Endprodukt der Eiweißverwertung, die höchste Menge liefert. Die Nieren können dann nur noch begrenzt arbeiten, und es kommt zu Nierenfunktionsstörungen. Die Folge: Der Natrium-(Salz-)Haushalt bricht zusammen, ein zu hoher Salzanfall kann entweder nicht mehr optimal ausgeschieden werden, oder aber die Nieren können Salz nicht »behalten« und ans Blut abführen, wenn die Natrium-Konzentrationen zu niedrig sind. Danach bricht dann so nach und nach alles zusammen: Die Nieren verlieren auch ihre Fähigkeit, Wasser, Kalium, Kalzium, Magnesium,

Phosphor sowie ein gutes Dutzend Spurenelemente auszuscheiden: Sie reichern Phosphor, Kalzium oder andere Mineralien an, vor allem giftige Schwermetalle wie Aluminium.

Weil die Nieren jetzt auch Eiweißmoleküle nicht mehr ausreichend in einzelne Bestandteile (die Aminosäuren, also die Eiweißbausteine) zerlegen können, reichern sich im Körper immer mehr Peptidhormone an. Das Blut befördert schließlich Mineralstoffe in einer Zusammensetzung und Konzentration, die dem physiologischen Bedarf der 70 Billionen Körperzellen überhaupt nicht mehr entsprechen. So stellen sich Beschwerden, am Ende auch schwere Krankheiten ein.

Die armen Mineralstoffe aus dem Nahrungsbrei haben einen wahrlich beschwerlichen Weg zu den Zellen. Sie bestehen nur zum Teil aus freien Ionen, die sich per Kopfsprung ins Blut stürzen und schwimmend die unendlich feinen Übergänge von Blutgefäßwand zu Zellwand erreichen. Die meisten Mineralien sind auf Transportschiffchen angewiesen, die vorwiegend aus Eiweiß bestehen. Jedes Mineral hat sein eigenes Lieblingsschiffchen – lieber verzichtet es ganz auf das lustige Leben im Stoffwechsel, als daß es in einen »Kahn« oder in ein »Paddelboot« steigen würde, in dem Mineralstoffe oder Spurenelemente aus einer ganz anderen Familie sitzen.

**Wenn Mineralstoffe keine Transportmöglichkeit haben, gelangen sie nicht zu den Zellen, und diese verlieren dann ihre Aufnahmefähigkeit dafür.**

## *Verkümmerung der Rezeptoren*

So führt also auch ein Mangel an Transportgelegenheiten zu einem Mangel an Mineralstoffen im Blut und letztlich in den Zellen. Dort, am Zielort aller Biostoffe, entsteht bei Fehlernährung ein weiteres Dilemma: Rezeptoren (Reizaufnahmeplätze) und andere Empfangsmechanismen auf und in der Zelle verkümmern, wenn ein bestimmtes Mineral langfristig nicht mehr oder kaum noch angeliefert wird. Man kann sich dies wie einen einstmals belebten Bahnhof vorstellen, vor dem vor langer Zeit Dutzende Taxis standen, um Fahrgäste aufzunehmen. Jetzt fährt kaum noch ein Zug, nur selten verläßt ein Reisender den Bahnhof. Daher haben alle Taxis längst den Standort verlassen. Selbst wenn jetzt mit einem Schlag wieder viele Passagiere kämen – es gäbe gar kein Transportmittel mehr, um sie weiterzubefördern.

Genauso geht es unseren Körperzellen. Sie sind nur Millimeter, Zentimeter, vielleicht auch einen Meter entfernt vom Verdauungstrakt, in dem sich nach jeder Mahlzeit Billionen und Billiarden Mineralien und Spurenelemente einfinden. Aber von diesen köstlichen Biostoffen, auf die die Zellen so hungrig und freudig warten, gelangen nur Brösel ans Ziel. So entsteht Mineralienmangel, der das frühzeitige Altern fördert, Befindlichkeitsstörungen, Beschwerden und Krankheiten heraufbeschwört.

## Wenn aus Mineralien Enzyme werden

Einen wichtigen Job erfüllen Mineralstoffe beim Aktivieren chemischer Prozesse. Der Stoffwechsel neigt nämlich auch zu Trägheit, wenn er nicht wieder und wieder stimuliert, angekurbelt und auf Trab gebracht wird. Dafür sorgen Enzyme, bestimmte Proteine (Eiweißkörper), deren dynamisches Element nicht selten Mineralstoffe beisteuern. Sie werden dann als Coenzyme bezeichnet. Ohne diese Coenzyme bzw. auch Metallionen ist diese abhängige Art von Enzymen tot, unfähig, etwas zu bewegen. Das Coenzym ist meist an der chemischen Stoffwechselreaktion beteiligt, wird dadurch aber selbst nicht verändert und bleibt weiterhin bestehen. Auch viele Vitamine sind Bestandteil dieser sehr wirkungsvollen Coenzyme.

*Unter Stoffwechselreaktionen sind im großen und ganzen Reaktionen zwischen Molekülen zu verstehen, die durch Metallionen wie z. B. Eisen oder Kupfer ausgelöst werden.*

Bei sehr vielen der Billiarden Stoffwechselreaktionen, die in jeder Minute in unserem Innern ablaufen, geht es schlicht mehr oder weniger immer um dasselbe. Ein Molekül gibt ein Elektron an ein anderes Molekül ab, oder es empfängt ein Molekül von einem anderen. Genau dafür werden Coenzyme oder Metallionen benötigt, wie z. B. Eisen, Kupfer oder Molybdän. Ein Beispiel: Das Häm, der Farbstoffanteil des Hämoglobins im roten Blutkörperchen, enthält Eisen als Coenzym für eine Reihe besonderer Enzyme mit der Bezeichnung »Cytochrome«. Das sind Enzyme der Atmungskette, die Elektronen von bestimmten Substraten (die Substanzen, die verändert werden) auf Sauerstoff übertragen. Da geht es praktisch um das Leben selbst, nämlich um die Energiegewinnung im Innern jeder unserer 70 Billionen Körperzellen. Eisen – ansonsten ein totes Metall, das schnell rostet – wird hier zum Lebensspender aller Tiere und Menschen.

Enzyme sind in Körperflüssigkeiten wie Blut oder Lymphe konzentriert, aber ebenso auch im Innern der Zelle oder auf der Schutzschicht der Zelle. Je nachdem, wieviel Leistung eine Körperzelle tagaus und tagein vollbringen muß, hat sie einen dementsprechenden Enzymbedarf. Über die vielleicht fleißigsten Körperzellen verfügt der Herzmuskel, denn jede einzelne dieser Zellen wird pro Minute von etwa zweieinhalb Millionen Enzymreaktionen belebt und aktiviert. Dieser Wert gilt für die gesunde Herzmuskelzelle bei optimaler Ernährung. Bei Eisen-Mangel bzw. Unterversorgung mit anderen Spurenelementen und Mineralien sinkt die Enzymleistung einer solchen Zelle dramatisch ab, und das Herz bringt nur einen Bruchteil seiner vorgeschriebenen Leistung.

## *Wenn Enzyme fehlen*

In seiner Verzweiflung versucht der Stoffwechsel mitunter, ein Mineral durch ein anderes zu ersetzen. Dies gelingt auch hin und wieder – z. B. in der Wechselwirkung von Mangan und Magnesium. Im Prinzip sind indes die Folgen verheerend: Wenn ein Mineral fehlt, reichern sich von seinem Gegenspieler krankhaft hohe Konzentrationen im Gewebe an.

Als Folge davon werden zu viele Enzyme eines bestimmten Typs produziert. Erneut kommt es zu Stoffwechselentgleisungen, wenn auch aus gänzlich anderer Ursache.

**Eine einseitige Ernährung führt zu einem Ungleichgewicht im Mineralienstoffwechsel. Das Resultat sind Störungen krankhafter Art.**

Einseitige Ernährung führt zwangsläufig zu einseitigen Konzentrationen von Mineralstoffen im Blut. Die Folge: Zuwenig Spurenelemente eines bestimmten Typs, zuviel von der anderen Sorte – beides ist ungesund. Um dies zu begreifen, müßte man nur einmal einen Tag lang in einer geplagten Herzmuskelzelle leben. Die sind so winzig, daß 1000 davon in einen Stecknadelkopf passen würden. Jede einzelne von ihnen enthält rund 1000 Energiebrennöfen (Mitochondrien), in denen die für unseren Herzschlag nötige Energie produziert wird. Mehr als ein Dutzend Spurenelemente und Mineralien liefern dafür Enzyme, die wichtigsten: Eisen, Kupfer und Selen. Die werden von diesen mikroskopisch winzigen Brennöfen Tag und Nacht in jeder Sekunde und Minute benötigt.

Unser Blut und unsere Nieren aber können die Enzyme nur dann bereitstellen und an die Energiebrennöfen ausliefern, wenn unsere Ernährung gesund ist, und das bedeutet, sich auf diejenigen Lebensmittel gründet, mit denen sich der Mensch schon vor Millionen Jahren ernährt hat.

## Chelattherapie – die neue Mineralienkur

Mineralstoffe haben eine ganz spezielle Begabung – sich nämlich mit anderen Substanzen wie z. B. Eiweißbausteinen, den kleinsten Eiweißbausteinen, zu einem neuen Molekül zu verbinden. Zu diesem Zweck müssen sie allerdings zusammen mit diesen anderen Stoffen eingenommen, also gegessen oder getrunken werden. Dann entsteht in unserem Bauch eine Fülle höchst aktiver, stoffwechselfreudiger Moleküle, die mit Ehrgeiz ins Blut drängen, um unseren Körper mit Leben zu erfüllen.

### Was bedeutet chelatieren?

*Unter einer Chelattherapie ist ganz einfach die Einnahme von Mineralien und Eiweiß zusammen zu verstehen. Nur so können sich aus beiden Molekülen neue bilden.*

Im einzelnen läuft das so ab: Ein Mineralsalz, wie z. B. Eisen-Sulfat in einem Schnitzel, wird im Verdauungstrakt von seinem Sulfat-Träger losgelöst oder aufgelöst. Magensäure und Enzyme zerlegen gleichzeitig das Eiweiß im Schnitzel in einzelne Eiweißbausteine. Wenn jetzt der Säurewert im Magen normal ist, werden die Eiweißbausteine negativ geladen und mit den positiv geladenen Metallionen zu einem neuen Molekül verbunden. Diesen Vorgang nennt man chelatieren.

Aber wie schon gesagt: Voraussetzung ist, daß Mineralien und Eiweiß zusammen gegessen werden. Es hat wenig Sinn, wenn jemand Eisen-Tabletten mit einem Schluck Wasser herunterspült. In diesem Fall wird im Bauch überhaupt nichts chelatiert, und es entstehen dementsprechend keine stoffwechselfreudigen Chelatmoleküle. Um ausreichend Chelate herzustellen und unseren Organismus damit zu speisen, müssen stets genügend Mineralstoffe und genügend Eiweiß im Nahrungsbrei enthalten sein, und außerdem müssen die Verdauungssäfte einen normalen Säurewert haben, damit sie Nährstoffe auflösen und ionisieren können.

Ohne dieses Chelatieren geht in unserem Körper nicht viel, denn unsere Körperzellen, unser Gewebe und unsere Organe können viele Biostoffe nur in chelatierter Form gebrauchen. Darüber hinaus dienen Mineralstoffe dem Organismus dazu, Giftstoffe bzw. feindliche Moleküle zu chelatieren und damit zu neutralisieren.

Ein Beispiel: Bakterien sind auch Lebewesen, sie existieren in unserem Körper und haben – genau wie wir selbst – den Ehrgeiz, möglichst lange und gesund zu leben. Zum Zweck ihrer Existenz hat die Natur sie mit einer ganzen Reihe lebenspendender Enzyme ausgestattet. Eines davon ist von Kupfer abhängig, kann ohne Kupfer nicht gebildet werden. Indem unser Stoffwechsel überschüssiges Kupfer chelatiert, also bindet, wird es den fortpflanzungshungrigen Bakterien entzogen. Die gehen deshalb zugrunde – und wir bleiben gesund. Mineralchelate sind am Nährstofftransport ebenso beteiligt wie an der Herstellung und Erneuerung unserer Zellkerne oder – wie z. B. Kobalt – an der Herstellung von Vitamin B12.

## *Chelatieren: Die Natur kann's am besten*

Wenn Mineralien aber nicht chelatiert, sondern in ihrer organischen Form vorhanden sind (so, wie sie z. B. als Metall im Erdreich oder auch in vielen Tabletten vorkommen), helfen sie uns nicht oder nicht viel. Von 20 Zink-Tabletten aus der Apotheke kann man genausogut gleich 18 wegwerfen. Dieser Vergleich soll nur zeigen, wie wenig uns Mineralstoffe nutzen, wenn sie nicht in lebenspendende Moleküle eingebunden werden. Auch Mineralwässer enthalten oft Mineralstoffe in nicht chelatierter, nutzloser Form.

Nur die Natur verfügt über die glänzende Eigenschaft, Mineralien mit anderen Substanzen perfekt zu chelatieren. Viele Pharmaunternehmen bemühen sich, die Natur nachzuahmen, indem sie selbst Mineralstoffe mit Eiweiß zusammenbringen. Nicht selten werden solche Stoffe dann als Chelate angepriesen. Aber unter dem Elektronenmikroskop zeigt sich unter Umständen der Trug: Magnesium industriell mit Eiweiß verpreßt ist nichts anderes als ein Haufen dünner Bruchstücke ohne echte Chelatwirkung. Ganz anders dagegen das natürliche Produkt aus Eiweiß und Magnesium: volle, blühende Kugeln und Bällchen, denen man ansieht, daß sie von Stoffwechselenergie strotzen. Die Vitamine liefern übrigens einen Vergleich: Während industriell hergestellte Vitamin-E-Moleküle in ihrem strukturellen Aufbau sämtlich identisch (und damit wie tot) aussehen, sind die natürlichen Vitamin-E-Moleküle (z. B. in Pflanzenölen) alle unterschiedlich. Sie spreizen sich zwar alle in der gleichen Konfiguration, trotzdem hat es noch nie seit Bestehen der Erde zwei Vitamin-E-Moleküle gegeben, die absolut identisch waren. Dies ist ein noch viel größeres Wunder als die Tatsache, daß noch nie zwei absolut identische Schneeflockenkristalle vom Himmel herabgeschwebt sind.

**Trotz aller industrieller Anstrengungen gelingt es nicht, Mineralien mit Eiweiß künstlich zu chelatieren.**

Auch wenn die Bestandteile eines Nährstoffs (Atome, Moleküle, Ionen) die gleichen sind – es entsteht ein anderer Nährstoff, je nachdem, ob ihn die Industrie hergestellt hat (und sie kann dabei so sorgfältig sein, wie sie will) oder das Genie selbst, die Natur. Mangan beispielsweise, das die Natur mit Eiweißbausteinen chelatiert, wird im Darmtrakt bis zu 300mal besser absorbiert (ins Blut aufgenommen) als industriell hergestellte Produkte. Man muß nur einmal einen Blick in die Alchimistenküche so manchen Pharmaunternehmens werfen, um zu sehen, mit welchen primitiven Tricks hier versucht wird, die Natur nachzuahmen. Da werden z. B. Eiweißpulver und Mineralsalze in großen Kesseln gewässert, verrührt, und der anschließend getrocknete Brei wird zu Tabletten geformt. Die Wirkstoffe bzw. Nährstoffe sind zwar in der Tablette drin – aber sie sind nicht chelatiert, haben sich nicht organisch verbunden und werden dies auch nie tun. Die Natur könnte über derlei Versuche nur lachen ...

### *Nicht chelatierte Mineralstoffe sind schädlich*

**Sogar giftige Mineralien sind in chelatiertem Zustand unschädlich.** Magnesium-Sulfat kann Durchfall verursachen, Eisen-Sulfat Durchfall, Magenschmerzen und andere Beschwerden. Auf der anderen Seite sind Giftstoffe oder unter Umständen giftige Mineralien wie Arsen oder Kupfer harmlos, wenn sie auf natürliche Weise ionisiert und chelatiert sind.

Mineralstoffe in natürlich chelatierten Molekülen sind also für unsere Gesundheit und Jugendlichkeit unerläßlich. Und ausschließlich eine gesunde Mischkost aus naturbelassenen Lebensmitteln wie Vollkornprodukten, Obst, Salat, Rohkost, Gemüse, Kartoffeln, Naturreis, Eiern, Milch, Käse und Fleisch, Fisch oder Geflügel kann uns damit versorgen.

Unsere 70 Billionen Körperzellen haben einen permanenten Bedarf an chelatierten Mineralien und Spurenelementen. In ihrem Anspruch sind sie absolut unbestechlich und unnachgiebig wie Babys, die so lange herzzerreißend nach dem Fläschchen schreien, bis sie es endlich gekriegt haben. Jede Zelle enthält schließlich rund 100 000 Enzyme für mehr als eine Million chemische Enzymreaktionen pro Minute (»Schwerstarbeiter« wie Herzmuskelzellen haben und brauchen noch wesentlich mehr solcher blitzschnellen chemischen Verbindungen).

Auch für Pflanzen sind Mineralchelate lebensnotwendig. Chlorophyll, der grüne Pflanzenfarbstoff, bindet sich als Chelator an Magnesium und wird erst so in die Lage versetzt, Kohlendioxid und Wasser in Kohlenhydrate bzw. Stärke umzusetzen. Auf dieselbe Weise dient in unserem Blut der rote Farbstoff Hämoglobin als Chelator für das Spurenelement Eisen.

## *Wenn Kalzium chelatiert wird*

Kalzium kann uns schön oder häßlich machen, je nachdem, ob wir es in chelatierter oder nichtorganischer Form einnehmen. Wenn unser Magensaft zu alkalisch ist, nicht ausreichend Salzsäure enthält, wird das Mineral Kalzium nicht gelöst, also nicht in Ionen aufgelöst. Dieses ungelöste, grobe Kalzium sammelt sich (statt im Stoffwechsel Wohltuendes zu bewirken) wahnsinnig gern in Kristallen im ganzen Körper, so z. B. als Verursacher von Falten, Runzeln, Krähenfüßen unter der Haut. Diesen Chelatprozeß können wir in unserer Küche beobachten: Wenn wir Eierschalen, die zum großen Teil aus Kalzium bestehen, in eine Schale mit Essig legen, lösen sie sich nach und nach auf. Der Weinessig, eine recht milde Säure, hat das Kalzium auf ganz natürliche Weise chelatiert, also in Ionen aufgelöst. Dieses ionisierte Kalzium ist für unseren Stoffwechsel ganz toll verwertbar. Die Chelate dazu liefert aber praktisch immer nur die Natur (so wie in unserem Magen und in unserem Darm auch), auch andere weiche Säuren wie Zitronensäure, Ascorbinsäure (Vitamin C) oder Laktate, die Salze der Milchsäure. Wenn wir Sport treiben, produzieren unsere Muskeln diese Laktate und chelatieren abgelagertes Kalzium, z. B. aus den Gelenken, beugen auf diese Weise einer Arthrose, einer Gelenkerkrankung, vor. Das eingelagerte ungelöste Kalzium-Apatit wird ganz einfach aufgelöst – dies übrigens nicht nur in Muskeln oder Gelenken, sondern auch im Bindegewebe und in Gefäßwänden der Arterien. Chelattherapie kann nicht nur Falten abbauen, sondern eine entstehende Arteriosklerose stoppen.

**Unchelatiertes Kalzium kristallisiert, lagert sich unter der Haut ab und verursacht so Falten und Runzeln.**

## *Wenn Kalzium selbst chelatiert*

Kalzium ist gar nicht mal der eigentliche Bösewicht bei der Entstehung von Verkrustungen unter der Haut (Ursache von Falten, Runzeln), von Nierensteinen oder Arteriosklereoseplaques. Es ist lediglich der Zement, der andere Substanzen bindet und zu Ablagerungen kristallisiert, z. B. Fettmoleküle, Cholesterin, Gerinnungsstoffe, verbrauchtes

Kollagen, Eiweißmüll, andere Mineralstoffe oder Mukopolysaccharide (gallertartige Rohstoffmoleküle). Wenn es gelingt, den Kalzium-Zement aufzulösen, löst sich die lose Verkrustung der anderen Substanzen auch auf. Wie hochinteressant unser Stoffwechsel abgestimmt ist, zeigt, daß Kalzium nicht nur chelatiert werden muß, sondern selbst auch Substanzen chelatiert: so z. B. ein Enzym mit der Bezeichnung »Hyaluronidase«, das die wichtige Hyaluronsäure, Rohstoff z. B. für die Gallertbildung im Gelenk, abbaut. Dies allerdings über einen Umweg. Das »böse« Enzym kann nur dann im Überschuß gebildet werden, wenn sich zuviel Blei im Organismus befindet. Kalzium aber bindet Blei, chelatiert es, scheidet es aus. Arthritispatienten haben im Durchschnitt um 38 Prozent höhere Blei-Konzentrationen im Körper als gesunde Menschen.

*Wenn Sie sich gesund ernähren und stoffwechsel-schädigende Lebensmittel wie Zucker, Mehlprodukte und Fett vermeiden, freuen sich Ihre Körperzellen über eine tolle Versorgung mit Mineralien und Spurenelementen.*

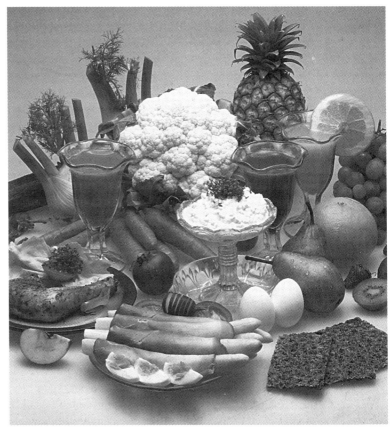

# Mineralstoffe fürs Immunsystem

Die lebendigen Prozesse bauen sich in unserem Innern auf stets dieselbe Weise auf:
- Kohlenhydrate versorgen uns mit Energie.
- Fett versorgt uns mit Energie, polstert die Organe, hält die Schutzschichten unserer Zellen und unsere Haut schön ölig-feucht.
- Vitamine entzünden Stoffwechselvorgänge.
- Eiweiß bastelt Bausteine für Tausende Stoffwechselvorgänge, liefert auch Muskel- und Bindegewebsmasse.
- Mineralstoffe tragen zur Knochenstruktur bei, mischen im Nervensystem mit und liefern den kleinen Molekülenzymmotor für die Eiweißbaustoffe.

Auch als wichtige Stütze im Immunsystem bleiben Mineralien bei ihrer Rolle. Weil sie als Coenzyme und Metallionen gewissermaßen die Welt der 10 000 oder mehr verschiedenen Enzyme beherrschen, kann das Immunsystem auf sie als schlagkräftige Armee (neben Vitaminen, weißen Blutkörperchen usw.) nicht verzichten. Vor allem als Kern schwerbewaffneter Immunmoleküle sind Spurenelemente dabei: z. B. Selen im Molekül Glutathionperoxidase und Kupfer und Zink im Molekül Superoxiddismutase. Ohne Selen, Kupfer oder Zink würden wir Menschen schon deshalb innerhalb vier Stunden sterben, weil uns Bakterien, Viren, Freie Radikale, Pilze, Schad- und Giftstoffe auf brutalste Weise die Zellen zerfressen würden.

**Vorsorge ist der beste Schutz gegen Krankheit. Immunstoffe wie das Spurenelement Selen schützen vor frühzeitigem Altern.**

Bei der Mehl- und Zuckererzeugung werden stets die kostbaren Keimlinge und Samen abgetrennt. Die Natur packt diese Samen in ein kostbares Nährstoff- und Schutzdepot ein, in dem vor allem auch alle Immunmineralien enthalten sind. Denn auch die Pflanze, und vor allem der zarte Keimling, muß ja unbedingt vor Krankheitserregern geschützt werden. Der Erfinder des Immunsystems ist auf jeden Fall die Pflanzenwelt. Jeder scheinbar dürftige Grashalm verfügt über ein Immunsystem, das dem unseren haushoch überlegen ist.

## *Spurenelemente spielen die dominierende Rolle*

Zink ist einer der großen Helfer des Immunsystems. Das Spurenelement wird vom Körper nur begrenzt gehortet, unsere Zellen brauchen einen stetigen Nachschub. Zink ist Cofaktor bei der Herstellung von mehr als 100 Metallenzymen, vor allem auch von Enzymen für die Vervielfältigung unseres genetischen Codes. Die Chromosomen im Kern jeder Zelle enthalten 100 000 oder mehr solcher Gene, in denen unsere Erbanlagen eingespeichert sind. Wenn nun neue Zellen oder auch Zellteile entstehen, muß dies ganz genau nach dem Muster und den Bauplänen geschehen, wie sie in den Genen niedergeschrieben sind. Denn sonst würden die Organellen und Ribosomen, die klitzekleinen Eiweißfabriken jeder Zelle, irgendwelche fremden Gene basteln anstelle der ganz individuellen Gene oder Zellkernteile eines Menschen. Ganz übertrieben gesprochen: Ein Mensch würde dann vielleicht Zellen einer Mücke oder einer Eiche herstellen und auf diese Weise zur Riesenmücke oder nach und nach zur Eiche werden – alles in Wirklichkeit gar nicht möglich, trotzdem: Für die sogenannte Transkription und Translation der Mustergene für die Eiweißfabriken brauchen die Zellkerne jede Menge Zink.

### Stärkung der Abwehr durch Zink

*Zink ermöglicht den Immunzellen, flexibel zu bleiben und sich auf verschiedene Feinde einzustellen.*

Gerade die Zellen des Immunsystems erneuern und vervielfältigen sich besonders häufig, brauchen deshalb besonders viele Zink-Enzyme oder zinkabhängige Enzyme. Dies betrifft insbesondere den massenweisen Neubau von sogenannten T-Zellen (T-Lymphozyten, weiße Blutkörperchen). Diese Immunzellen (sie werden im Knochenmark gebildet, wandern danach zur »Ausbildung« zur Thymusdrüse, sie machen drei Viertel aller weißen Blutkörperchen aus) können sich im Kampf um unsere Gesundheit auf Tausende unterschiedlicher Feinde wie Bakterien oder Viren einstellen. Mit zunehmendem Alter und sehr häufig unter dem Einfluß von Zink-Mangel schrumpft die Thymusdrüse, kann dann nicht mehr ausreichend T-Zellen ausbilden. Zink-Zufuhr läßt die kleine, hinter dem Brustbein sitzende Drüse wieder anschwellen. Es dauert etwa 14 Tage, bis Metall- und Zink-Enzyme danach wieder größere Mengen Immunzellen »trainieren« und an die Immunfront schicken können. Zink-Mangel führt schnell zum Schrumpfen der Thymusdrüse und zu Lymphopenie, einer dramatischen Verminderung weißer Blutkörperchen, außerdem zur Abnahme bestimmter Immunglobuline vom Typ M und G (Antikörper gegen Krankheitserreger), zu gestörter und geschwächter Abwehrarbeit dieser Antikörper, verminderter Abwehrreaktion von Lymphozyten gegen Mitogene (das sind brandgefährliche Immunfeinde, die eine krankhafte Zellteilung entzünden und auf diese Weise krebserregend wirken können), zu erniedrigter Produktion von Thymushormonen sowie gestörter zelleigener Abwehrkräfte.

Mit anderen Worten: Ohne das Spurenelement Zink bricht unser Immunsystem sehr schnell zusammen. Weil Zink-Mangel alle Körperzellen betrifft, zeigen sich die Folgen überall im Körper: Hautkrankheiten, Blutungen, Verdauungsstörungen, Infektionen, Nervosität, depressive Verstimmungen, Sehschwäche, Appetitmangel. Diese noch harmlosen Basissymptome verstärken sich zunehmend in dem Maße, indem der Zink-Mangel anhält oder sich weiter ausprägt.

## *Fünf Folgen des Eisen-Mangels*

Auch Eisen ist ein bedeutender Immunrohstoff. Wer sich nun wirklich katastrophal ernährt (der typische Fan von Kantinen- und Imbißbudenkost), baut seinen persönlichen Eiweiß- und Eisen-Mangel konsequent aus, mit der Folge, daß in seinem Blut nur noch ein paar lächerliche Relikte von eisenbindenden Eiweißstoffen (z. B. Transferrin) herumschwimmen. Da stürzen sich dann die Viren gierig auf die freien Eisen-Atome (die nicht geschützt in Eiweiß eingebettet sind), die sie für ihr eigenes Wachstum bestens brauchen können (übrigens häufige zellinterne Ursache von Malaria oder Tuberkulose). Hinzu kommt, daß Transferrinschiffchen selbst mit Immunabwehrkanonen ausgestattet sind. Wenn diese kleinen Kampfschiffe gegen Viren und Bakterien fehlen, hören sich die Berichte von der Immunfront schlecht an.

Daß man selbst unter Eiweißmangel leidet, merkt man oft sein ganzes Leben nicht – es wird einem nur selten bewußt. Manchmal hilft der Zufall, wenn man ins Krankenhaus eingeliefert wird, wo im Blutbild der Routineuntersuchung automatisch auch Eiweißwerte auftauchen. Deshalb ist es oft grundfalsch, wenn Ärzte Patientinnen voreilig Eisen-Präparate verabreichen. Die sogenannte Hypotransferrinämie (Mangel an Eiweißtransportbausteinen im Blut) ist deshalb Ursache vieler Infektionen – aber nur deshalb, weil die Männer im weißen Kittel Bakterien so schön mit Eisen-Tabletten hochpäppeln.

**Die Lymphknoten sind zum Abtransport von Abfallstoffen da. Wenn Eisen fehlt, kommt es zum Abbau von Lymphzellen.**

Eisen-Mangel führt auch prompt zum Abbau von Lymphgewebe und zum Absterben von Lymphozyten mit gleichzeitiger Abnahme der Antikörper. Die Viren, die dann unseren Körper betreten, fragen sich da nur noch staunend: »Ist das möglich? Überhaupt keine Abwehrbataillone da?« Lymphozyten brauchen nämlich Eisen für die Cytochrom- und Enzymfunktion, also für Zellatmung und Zellerneuerung. Zuviel Eisen (verursacht z. B. durch Eisen-Präparate) führt zwar einerseits zu einer erhöhten Abwehrleistung von Lymphozyten gegenüber Karzinogenen (krebserregende Substanzen), unterdrückt aber auch die Produktion bestimmter, gegen Zellgifte ausgerichteter T-Zellen sowie von Suppressorzellen (bestimmte Form der T-Lymphozyten) gegenüber Bakteriengiften wie Concanavalin und anderen Phythämagglutininen. Seinen Eisen-Mangel sollte man also am besten mit naturbelassenen Lebensmitteln beheben, aber nicht unbedingt mit Produkten aus der Apotheke.

### *Wenn Mangan, Kupfer oder Magnesium fehlt*

Wenn Mangan fehlt, werden entsprechend weniger Makrophagen (Freßzellen, Immunkörper) sowie bestimmte Immunglobuline hergestellt. Kupfer-Mangel schwächt das Zellinnere im Kampf gegen Infektionserreger, das Spurenelement wird möglicherweise sogar für die Produktion der weißen Blutkörperchen benötigt. Auch Magnesium wird für die Produktion der wichtigen Immunglobuline (Antikörper) gebraucht.

### *Die Sonderrolle von Selen*

**Freie Radikale sind Moleküle mit einem ungesättigten Elektron. Sie stürzen sich deshalb auf ein benachbartes Molekül und entreißen ihm ein Elektron. Dadurch entsteht eine zerstörerische Kettenreaktion.**

Eine Sonderrolle im Immunsystem spielt das Spurenelement Selen. Es liefert den vielleicht wichtigsten Teil zu einem Enzym mit der Bezeichnung »Glutathionperoxidase«. Selen hält dieses Molekül vermutlich zusammen – so ganz genau ist die Rolle des Minerals nicht geklärt. Den Immunfaktor selbst liefert der Eiweißstoff Glutathion, der aus den Eiweißbausteinen Cystein, Glutaminsäure und Glycin besteht. Glutathion verfügt über die seltene Fähigkeit, Freie Radikale (aggressive, zellzerstörerische Substanzen) ganz einfach zu neutralisieren und damit auszuschalten.

Die Freien Radikale sind immer nur deshalb so radikal, weil ihnen ein Elektron fehlt. Jedes Atom oder Molekül in der Natur ist nämlich nur dann zufrieden, wenn es von Elektronenpärchen umkreist wird. Ein einzelnes Elektron flattert auf seiner Kreisbahn unruhig herum und giert regelrecht nach einem Partnerelektron. Diese Gier ist so groß, daß das Radikal ganz einfach dem nächstbesten Molekül so ein einzelnes Elektron herausreißt, also regelrecht klaut.

Nun gibt es da aber Selen und ein Abwehrenzym. Ein Teil dieses Moleküls ist ein sogenannter Elektronenspender, er hat also ständig ein einzelnes Elektron in der Hosentasche, mit dem er selbst gar nicht soviel anfangen kann. Kommt jetzt so ein wütendes, elektronengieriges Radikal daher, dann schenkt ihm das Glutathionmolekül ganz einfach sein einzelnes Elektron aus der Hosentasche. Das Radikal reißt es an sich, ist damit gesättigt, überhaupt nicht mehr böse und wütend – es ist kein Radikal mehr.

So ein Vorgang dauert immer nur den 100 000sten Teil einer Sekunde, und er spielt sich in jeder Zelle pro Tag bis zu 100 000mal ab (je nach Streß). Weil wir aus 70 Billionen Körperzellen bestehen, müssen Selen-Enzyme und andere Immunenzyme also täglich rund siebentrillionenmal Freie Radikale abfangen.

Wenn wir sehr aktiv sind, z. B. viel Sport oder gar Leistungssport treiben, werden in unserem Körper noch viel mehr Selen-Enzyme benötigt. Denn Sport führt zu erhöhtem Sauerstoffverbrauch mit all seinen Zellfolgen und damit zu massiver Mehrproduktion an Sauerstoffradikalen, also an Sauerstoffmolekülen, die ungesättigt sind, denen ein Elektron zur Pärchenbildung fehlt.

Während z. B. Vitamin E seine Schutzaufgaben gegenüber Radikalen vornehmlich in der Zellschutzschicht wahrnimmt, ist das Selen-Enzym hauptsächlich im Zellinnern mit der Radikaleabwehr beschäftigt. Ausreichend Selen in der täglichen Nahrung ist deshalb absolute Voraussetzung für unsere Gesundheit und die unserer Kinder.

*Gerade wenn Sie sich gerne bewegen und Sport treiben, sollten Sie Bierhefe und Melasse als Ergänzung zu den täglichen Mahlzeiten einnehmen. Hierin ist nämlich das Spurenelement Selen vorhanden, das vermehrt auftretende aggressive Sauerstoffmoleküle abfängt.*

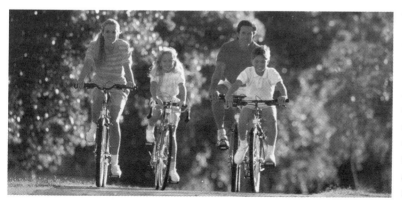

# Alle Mineralstoffe auf einen Blick

| *Makromineral* | *Enthalten in* |
|---|---|
| Kalzium | Milch, Käse, Quark, Joghurt, grünem Blattgemüse |
| Phosphor | Milch, Vollkornprodukten, Fleisch, Fisch, Geflügel |
| Magnesium | Samen, Kernen, Nüssen, Vollkornprodukten, Hülsenfrüchten, Grüngemüse |
| Kalium | Avocado, Brokkoli, Bananen, Sellerie, Kartoffeln, Kohl, Vollkornprodukten, Grüngemüse, Hülsenfrüchten |
| Natrium | Kochsalz, Meeresfrüchten |
| Chloride | Kochsalz, Oliven |
| Schwefel | Eigelb, Fleisch, Fisch, Käse, Milch |

| *Spurenelement* | *Enthalten in* |
|---|---|
| Eisen | Muscheln, Kürbissamen, Leber, Hülsenfrüchten, Pilzen, Nüssen, Samen, Trockenobst, Vollkornprodukten, Fleisch |
| Zink | Austern, Leber, Eigelb, Muskelfleisch, Hummer, Schaltieren, Aal, Vollkornprodukten, Naturreis, Samen, Nüssen |
| Mangan | Nüssen, Kernen, Vollkorn, Spinat, Erbsen, Kartoffeln |
| Jod | Jodiertem Meersalz, Meeresfisch, Krabben, Muscheln |

| Spurenelement | Enthalten in |
| --- | --- |
| Chrom | Bierhefe, Melasse, Vollkornprodukten, Samen, Nüssen, Kernen, Naturreis, Rosinen, schwarzem Pfeffer, Pilzen, Artischocken, Spargel, Pflaumen, Fleisch |
| Selen | Bierhefe, Melasse, Vollkornprodukten, Naturreis, Pilzen, Spargel, Knoblauch, Käse, Eiern, Leber, Fleisch, Schaltieren |
| Kupfer | Vollkornprodukten, Samen, Nüssen, Naturreis, Leber, Nieren, grünem Blattgemüse, Trockenobst, Pilzen, Tomaten, Kartoffeln, Fleisch |
| Fluoride | Meeresfrüchten, Käse, Fleisch |
| Kobalt | Vitamin B12 |
| Silizium | Gemüse, Salat, Kartoffeln, Vollkornprodukten |
| Molybdän | Samen, Kernen, Nüssen, Vollkornprodukten, Sojaprodukten (Tofu), Naturreis, Hülsenfrüchten |
| Boron | Früchten, Nüssen, grünem Blattgemüse, Hülsenfrüchten, Wein, Bier |
| Nickel | Schokolade, Nüssen, Vollkornprodukten, Meeresfisch, Krabben, Samen, Hülsenfrüchten |
| Vanadium | Muscheln, Krabben, Schnecken, Pilzen, schwarzem Pfeffer, Dill, Petersilie, Vollkornprodukten, Milch, Käse, Fleisch, Fisch |
| Arsen | Fisch, Muscheln, Krabben, Vollkornprodukten |

# Mineraldepots aus der Natur

## Bierhefe

Die ideale Nahrungsergänzung. »Faex medicinalis« lautet der Fachausdruck für medizinische Bier- oder Backhefen.

> ### Was in Bierhefe alles enthalten ist
>
> - Vitamine (z. B. zur Enzymproduktion)
> - Eiweiß (Bestandteil von Zellkernen samt Chromosomen und Genen)
> - Spurenelemente wie Chrom, Selen, Mangan, Zink, Eisen, Kupfer, Molybdän, Nickel und Vanadium

**Wenn Sie darauf angewiesen sind, in der Kantine zu essen, sollten Sie unbedingt Bierhefe zur Ergänzung essen.**

Wer Bierhefe erstmals – als Tabletten, Pulver oder Flocken – zu sich nimmt, verzieht vielleicht ob des ungewohnt bitteren, kräftigen Geschmacks das Gesicht. Erprobte »Bierhefefans« allerdings kauen und schlucken ihre Hefetabletten längst ohne Wasser, Tee oder Fruchtsäfte. So nach und nach kommt man nämlich doch auf den Geschmack ... Gerade wenn Sie oft in der Kantine oder Mensa essen müssen oder viel auf Reisen sind und (zu Recht) befürchten, daß in den Mahlzeiten der Restaurants nicht genügend Vitamine und Spurenelemente enthalten sind, sollten Sie eine Packung Bierhefe dabeihaben.

Bierhefe kauft man am besten im Reformhaus.

> ### Wogegen Bierhefe gut ist
>
> - Magen-Darm-Störungen (mangelnde Kohlenhydratverwertung)
> - Infektionsanfälligkeit
> - Nervenschwäche
> - Müdigkeit

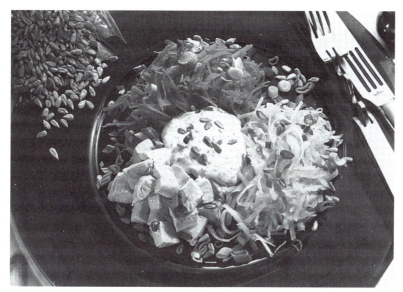

*Melasse ist ein dunkelbrauner, zähflüssiger, bittersüß schmeckender Rückstand bei der Zuckerfabrikation.*

# Melasse

Ähnlich wie Bierhefe ist auch Melasse Rückstand bzw. »Abfall«, nämlich der Sirup bei der Gewinnung unseres weißen Dosenzuckers aus Zuckerrohr oder Zuckerrüben. Während diese Rüben noch wahre Kraftpakete an kostbarsten Vitaminen und Mineralstoffen sind, ist der Zucker nur noch »leerer« Süßstoff. Alles, was die Natur im Laufe einer Saison an Wertvollem in der Rübe eingelagert hat, ist nun in der Melasse drin. Die wird mit Vorliebe dem Tierfutter beigemischt.

## Was in Melasse alles enthalten ist

- Kalzium (mehr als in Milch)
- Eisen (mehr als in Eiern)
- Kalium (mehr als in jedem anderen Lebensmittel)
- Die Spurenelemente Kupfer, Zink, Chrom, Selen, Mangan, Molybdän, Nickel, Vanadium
- Die Mineralstoffe Phosphor und Magnesium

Was ganz wichtig ist: Ähnlich wie Bierhefe enthält Melasse alle diese tollen Biobonbons nicht nach Art eines industriell hergestellten Kombipräparats, sondern nach der genialen Rezeptur der Natur. Alle Spurenelemente stehen einander also in dem Verhältnis gegenüber, wie es für unseren Stoffwechsel ideal ist. Da gibt es kein Zuviel, kein Zuwenig: Jedes einzelne Nährstoffatom hat deshalb Topvoraussetzungen für seinen Einzug ins Stoffwechseldasein.

> ## Wogegen Melasse gut ist
>
> - Ähnlich wie Bierhefe zur Nahrungsergänzung, besonders bei minderwertiger Alltagskost (Kantinen, Schnellrestaurants)
> - Überlastungssymptome bei Streß

Melasse gibt es im Reformhaus als Sirup oder auch getrocknet als Großtabletten.

## Weizenkeim

Ebenfalls ein »Abfallprodukt«, das in der Müllerei bei der Mehlherstellung anfällt; es ist das Innerste des Samenkorns des Weizens.

*Auch das Weizenkeimöl aus dem Bioladen ist sehr wertvoll, weil es viel Vitamin E enthält.*

> ## Was in Weizenkeimen alles enthalten ist
>
> - 14 verschiedene Vitamine (z. B. Vitamin E)
> - Wertvolle Fettsäuren
> - Eiweiß
> - Mehr als 18 Mineralien und Spurenelemente

Als Nahrungsergänzung ist Weizenkeim besser geeignet als viele Nährstoffkombipräparate, weil wegen der optimalen Zusammensetzung der Biostoffe geringere Mengen genügen, um Nahrungsdefizite auszugleichen.

## Wogegen Weizenkeime gut sind

- Als Stärkungsmittel
- Zur Nahrungsergänzung, weil alle Biostoffe enthalten sind
- Vorbeugend und heilend bei Zyklusbeschwerden
- Herz- und Kreislaufstörungen

Weizenkeim gibt es in Form von Öl, Kapseln oder Flocken im Reformhaus oder in der Apotheke.

# Samen, Kerne, Nüsse, Sojaknabber

Im Gegensatz zu Bierhefe und Melasse sind dies echte, naturgewachsene Lebensmittel mit enormer Nährstofffülle. Beim Wachstum der Pflanze im Frühjahr und Sommer wird der Keim, der den Fortbestand der Pflanzenart sichert, mit Immunsubstanzen gepanzert und außer-

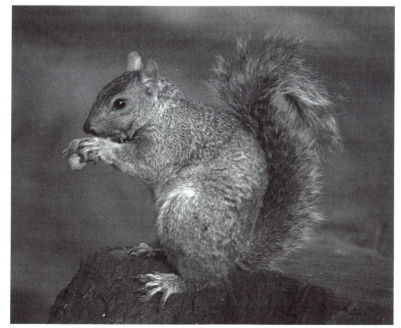

*Freilebende Tiere haben einen unnachahmlichen Instinkt für die Nahrungsmittel, die sie brauchen, um gesund zu bleiben.*

## Was in Samen, Kernen, Nüssen, Sojaknabber alles enthalten ist

- 100 Gramm Cashewnüsse: Phosphor (370 Milligramm), Kalium (440 Milligramm), Kupfer (zwei Milligramm), Eisen (3,4 Milligramm), Zink (4,3 Milligramm)
- 100 Gramm Mandeln: Mangan (zwei Milligramm), Kupfer (fast ein ganzes Milligramm), Eisen (4,6 Milligramm), Selen (zwei Mikrogramm), Zink (drei Milligramm)
- 100 Gramm Erdnüsse: Eisen (2,1 Milligramm), Mangan (1,7 Milligramm), Kalium (750 Milligramm), Zink (3,3 Milligramm)
- 100 Gramm Sonnenblumenkerne: Kalzium (100 Milligramm), Kupfer (1,8 Milligramm), Eisen (6,9 Milligramm), Mangan (zwei Milligramm), Phosphor (900 Milligramm), Kalium (940 Milligramm), Zink (5 Milligramm)
- 100 Gramm Kürbissamen: Kupfer (1,3 Milligramm), Eisen (10,2 Milligramm), Phosphor (790 Milligramm), Zink (71 Milligramm)
- 100 Gramm Haselnüsse: Selen (1,9 Mikrogramm)
- 100 Gramm Pekannüsse: Selen (2,1 Mikrogramm)
- 100 Gramm Soja (Tofu): Eisen (5,2 Milligramm)

dem mit Vitaminen, Fettsäuren und vielen, vielen Mineralstoffen so richtig schön durchgefüttert. Da opfert die Pflanze Stengel und Blätter, um den Samen möglichst lange lebensfähig und gesund zu erhalten.

**Samen, Kerne, Nüsse und Sojaknabber sind Energie für die Nerven.** Dieses Gesundpaket ist unverändert in Nüssen, Kernen oder Samen enthalten. Eine Walnuß liefert dem Stoffwechsel mehr Spurenelemente als 24 Candyriegel, eine Handvoll Sojaknabber, Sonnenblumenkerne, Kürbis- oder Sesamsamen bzw. irgendwelche anderen Kerne, Samen oder auch Mischungen aus dem Reformhaus; aber auch Edelkastanien, Erd-, Hasel- und Cashewnüsse, Pistazien und Mandeln sind unübertroffene Snacks für den kleinen Hunger zwischendurch. Sie sättigen nicht nur (100 Gramm Nüsse enthalten bis zu 700 Kalorien, es genügen also kleine Mengen), sondern jeder Kern, jeder einzelne Samen ist auch eine »Bombe« vor allem an Spurenelementen.

## Wogegen Samen, Kerne, Nüsse, Sojaknabber gut sind

Vor allem für Menschen, die unter Streß stehen und unregelmäßig essen (müssen), sind diese Keimlinge der Natur ideale Lieferanten aller unerläßlichen Biostoffe.
Aber auch sonst wird es Ihnen Ihr Nährstoffhaushalt danken, wenn Sie regelmäßig drei Nüsse pro Tag zu sich nehmen.

# Frucht- und Gemüsesäfte

Wenn auf den bunten Etiketten all der Flaschen im Supermarktregal auch noch so viele Äpfel, Birnen, Pflaumen, Tomaten oder Gemüsesorten verführerisch leuchten – man sollte vorsichtig sein. Nicht alles, was nach Saft aussieht, ist auch wirklich Saft. Der allein enthält – weil er zu 100 Prozent wirklich naturreiner Saft ist – Mineralien und Spurenelemente in hoher Konzentration, so wie sie in Saft und abgefülltem Fruchtfleisch enthalten sind.

Nicht mehr ganz so üppig an Mineralstoffen, aber dennoch ein gesundes Getränk ist konzentrierter Fruchtsaft, der aus Fruchtsaft durch Entziehen von Wasser hergestellt wird. Bevor er in der Flasche oder Dose verkauft wird, wird er wieder mit Wasser aufgefüllt. Fruchtnektar ist nichts anderes als Wasser mit einem Anteil von 25 bis 50 Prozent an Fruchtsaft oder Fruchtmark (je nach Obstsorte), Fruchtsaftgetränke sind lediglich Erfrischungsgetränke. Ideal sind selbstgepreßte Obst- und Gemüsesäfte mit ihrem hohen Anteil an bioverwertbaren Mineralstoffen.

*Täglich Obst oder ein Glas frischgepreßter Fruchtsaft hält Ihr Haar schön elastisch.*

## Was in Frucht- und Gemüsesäften alles enthalten ist

- Eisen, Kupfer, Zink, Kalium, Phosphor, Jod
- Vitamine

# Mineralien –
# Power für junge Menschen

Junge Leute haben einen ganz anderen Nährstoffbedarf als Frauen und Männer im mittleren Alter oder als ältere bzw. alte Menschen. Bei Kindern und Heranwachsenden »explodiert« der Stoffwechsel regelrecht, spielt aber auch oft genug verrückt, wenn es beispielsweise um die Umverteilung von Fett im Körper geht. Mädchen wachsen und entwickeln sich besonders zwischen dem 10. und 13. Lebensjahr; Jungen brauchen zwei Jahre länger, die schießen vom 12. bis zum 15. Lebensjahr in die Höhe. Mädchen setzen mehr Fett an, Jungen mehr Muskelmasse. Dementsprechend haben auch Mädchen und Jungen jeweils unterschiedliche Nährstoff- sowie speziell Mineralstoffbedürfnisse.

### Die drei wichtigsten Mineralstoffe

*Gerade Jugendliche, deren Körper im Wachsen ist, müssen auf eine gesunde Ernährung achten, auch wenn Spaghetti und Schokoriegel in diesem Alter vielleicht besser schmecken.*

Unsere Heranwachsenden sind besonders auf drei Mineralstoffe angewiesen: Kalzium zum raschen Aufbau von Knochenmasse, Eisen für den enormen Extrabedarf an roten Blutkörperchen und an Muskelmasse sowie Zink als den Hauptenzymspender. Bedauerlicherweise leiden fast alle unserer Mädchen und Jungen an Kalzium-, Eisen- und Zink-Mangel. Der legt sich in manchen Fällen wieder, wenn die Zeit der Pubertät und des schnellen Wachstums überschritten ist und der Mineralstoffbedarf wieder sinkt.

Zwischen dem 10. und 20. Lebensjahr bauen Jungen pro Tag ein fünftel, Mädchen ein zehntel Gramm Kalzium in ihr Knochenskelett ein, im Zeitraum der rapiden Wachstumsphase etwa das Doppelte. Die Eisen- und Zink- sowie die Magnesium-Werte reichern sich ebenfalls rasch an. In allen Fällen haben Jungen etwa den doppelten Bedarf. Ausnahme: Eisen. Da brauchen auch Mädchen im Zeitraum des schnellsten Wachstums genausoviel wie Jungen.

### Auf gesunde Ernährung achten!

Drei Tage ausschließliches Fast food wie Hamburger oder Pizza im Alltag eines Schülers oder einer Schülerin drückt die Konzentrationen an 16 Mineralstoffen und Spurenelementen um vier bis 61 Prozent. Als Folge sind Knochen, Muskeln, Organe, andere Körperteile tagelang in

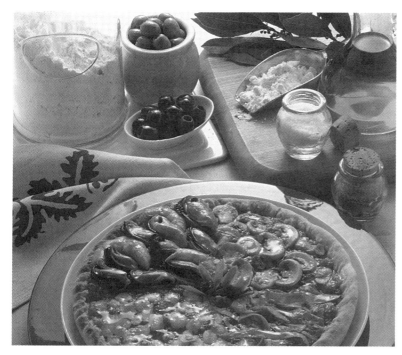

*Lieben Ihre Kinder Pizza? Dann sind sie vom ernährungsphysiologischen Standpunkt aus nicht schlecht dran, denn die Kombination wichtiger Biostoffe ist in der Speise aus dem sonnigen Süden durchaus gesund.*

ihrem Wachstum gehemmt. Hamburger und Pizza erweisen sich dabei nach sehr strenger analytischer Untersuchung gar nicht mal als die ungesundeste Kost, das Kalorienverhältnis zwischen Eiweiß, Fett und Kohlenhydraten ist nicht unbedingt zu bemängeln. Als weitaus verhängnisvoller erweist sich eine Dauerernährung, die vorwiegend aus Pommes und Süßem besteht.

Die Knochen unserer Heranwachsenden entwickeln eine schier unvorstellbare Gier nach Kalzium – und jedes Atom davon halten sie wie mit Handschellen fest. Interessant: Mädchen brauchen mehr Kalzium als Jungen – täglich bis zu 1500 Milligramm – für den Aufbau neuer Knochen. Da sorgt die Natur bereits für später vor, wenn Frauen aus hormonellen Gründen (Östrogenmangel) nach der Menopause (Zeitpunkt der letzten Regelblutung) Knochenmasse verlieren. Frauen, die als Mädchen zuwenig kalziumreiche Kost bekamen, leiden früher und massiver unter Osteoporose, dem hormonbedingten Knochenschwund. Heranwachsende haben auch einen erhöhten Bedarf an dem Spurenelement Eisen. Wenn die Pubertät einsetzt, bauen Jungen mehr Muskelmasse auf als Mädchen, für jedes zusätzliche Kilogramm Muskeln brauchen sie 42 Extramilligramm Eisen – Mädchen hingegen »nur« 31 Milligramm. Wer seine Kinder beim Wachstum liebevoll unterstützen will, muß ihnen also unbedingt auch ausreichend Eisen »anfüttern«, nicht nur für Muskeln, sondern auch für die vielen roten Blutkörperchen, die sie zusätzlich brauchen. Immerhin verlieren wir täglich allein über Stuhl, Urin, Haut sowie Mädchen und Frauen während der Regelblutung viel Eisen.

### *Vorsicht bei körperlichen Belastungen!*

Ein Problem ist, daß Mädchen mit aller Macht schlank sein und es auch bleiben wollen und deshalb nicht selten hungern und fasten. Damit rutscht ihre Eisen-Versorgung total in den Keller. Bereits bei einer Einnahme von 2000 bis 2400 Kalorien pro Tag und der für uns typischen Alltagskost schaffen es Mädchen kaum, auf die mindestens nötigen 15 Milligramm Eisen pro Tag zu kommen.

**Wenn Ihre Tochter gerne viel Sport treibt, achten Sie darauf, daß sie genügend Eisen zu sich nimmt, damit sich die Muskeln regenerieren können.**

Besonders gefährdet sind Mädchen, die viel und intensiv Sport, eventuell sogar Leistungssport betreiben. Jeder Sprint, jeder Kraulschlag oder jeder kraftvolle Sprung nach dem Volleyball führt nämlich zum Abbau roter Blutkörperchen, gleichzeitig aber zu einem weit erhöhten Bedarf an diesen Blutzellen und neu zu entwickelnder Muskelmasse. Zwischen 35 und 45 Prozent aller Leistungssportlerinnen oder auch aktiven Sportlerinnen leiden unter Eisen-Mangel, haben nur noch ganz dürftige, wirklich mitleiderregende Eisen-Depots. Wissenschaftler sprechen von einer Sportanämie, verursacht durch eine enorme Streßphase, die jeder Übungseinheit folgt.

### *Kein Sex ohne Zink?*

Ohne das Spurenelement Zink geht im Eiweißstoffwechsel nicht viel – zwangsläufig ist dieses Metall für Jugendliche Gold wert. Eine besondere Rolle spielt Zink beim Aufbau der sexuellen Liebesfähigkeit: Das Mineral bindet den Libido- und Orgasmusnervenreizstoff (Neurotransmitter) Histamin sowohl an Zellen im Gehirnteil Hippocampus (dort werden Gefühle erzeugt) als auch in den Mastzellen der Gefäßwände der Pudendalarterien im Klitoris- und Penis-, also im Schambereich (der Ausstoß von Histamin führt zur heftig gesteigerten Durchblutung der Schamgefäße und zum anschwellenden Lustgefühl, Menschen mit Zink-Mangel sind oft orgasmusunfähig). Verständlich, daß Jungen und

Mädchen ihr Nahrungs-Zink zurückhalten, nur begrenzt über Nieren und Urin ausscheiden – weil sie es ganz einfach dringend brauchen.

### Zum Wachsen unentbehrlich

- Kalzium
- Eisen
- Zink

## Der Stoffwechsel älterer Menschen

Mineralstoffe spielen beim Alterungsprozeß eine ganz große Rolle, sie können ihn beschleunigen oder bremsen. Wenn ein Mensch aufgrund von Mineralienmangel vorzeitig biologisch gealtert ist, kann ein frischer Schub von Mineralstoffen und Spurenelementen verjüngend wirken.

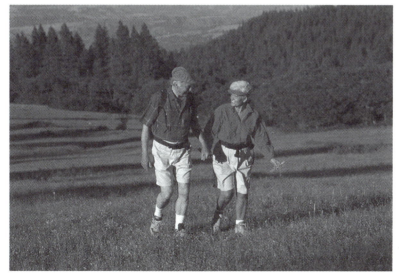

*Wenn Sie die Funktion von Mineralien und Spurenelementen im Stoffwechsel kennen, können Sie Ihre Ernährung gezielt umstellen und sich noch lange aktiv und mit ausdauernder Energie den schönen Seiten des Lebens widmen.*

## Kalzium als wichtigstes Verjüngungsmineral

Männer und in verstärktem Maße Frauen (die ja hormonell bedingt mehr Kalzium brauchen, um Knochenverluste auszugleichen) über 60 leiden unter Kalzium-Mangel. Allerdings hilft es nicht immer, besonders viel kalziumreiche Kost wie z.B. Käse zu sich zu nehmen. Und ganz falsch ist es, seinen Kalzium-Bedarf mit Tabletten ausgleichen zu wollen (denn Kalzium muß stets in einem besonderen Verhältnis zu Phosphor eingenommen werden). Viele Menschen produzieren nämlich ab dem 40. Lebensjahr immer weniger Magensäure – und die ist für die Kalzium-Verwertung unerläßlich. Auch ganz abgesehen von der Lösbarkeit des Nahrungs-Kalziums im Milieu eines niedrigen pH-Werts im Magensaft (viel Säure) nehmen ältere Menschen das Mineral längst nicht so problemlos und rasch auf wie junge Menschen.

Weitere Gründe mangelnder Kalzium-Aufnahme sind die oft recht dürftige Versorgung mit Vitamin D und auch ein Mangel an Bewegung bzw. Belastung der Knochen.

## Eisen-Mangel

*Auch in reiferen Jahren können Sie sich jung und vital fühlen, wenn Sie sich richtig ernähren.*

Wenn man einen unserer durchschnittlichen Mitbürger über 50 unter die Lupe nimmt, stellt man wenig Erfreuliches fest: In der Nahrung zuwenig Eisen, im Blut ebenso und in den Zellen erst recht. Zwar sinkt die Fähigkeit, Eisen aus dem Nahrungsbrei im Darm aufzunehmen, nicht mit zunehmendem Alter, dafür gelingt es aber immer weniger Eisen-Ionen, in die roten Blutkörperchen zu klettern, in denen sie ja einen Teil des Blutfarbstoffs bilden. Möglicherweise – genaue Studien liegen darüber noch nicht vor – ist rund ein Drittel unserer älteren und alten Mitbürger vom Eisen-Defizit in Blutkörperchen betroffen.

## Zink gegen das Alter

Ältere Menschen tun sich von Jahr zu Jahr schwerer mit der Zink-Absorption ins Blut. Gerade dieses Spurenelement wird aber in großen Mengen für die Bereitstellung von Verjüngungsenzymen benötigt, also von solchen für die Reparatur und den Neubau von welken, alten, beschädigten Zellkernen. Zink wird dringend in der Thymusdrüse, dem Hauptquartier unseres Immunsystems, benötigt, für den Bestand der Drüse selbst als auch für die Qualität ihrer Drüsenhormone und Immunkörper. Mit zunehmendem Alter schrumpft die Thymusdrüse. Dies ist gleichzeitig Alterserscheinung als auch Stimulanz für schnel-

> **Sie halten uns jung und vital**
> - Kalzium
> - Eisen
> - Zink
> - Selen

lere Alterungsprozesse. Zink wirkt in der Thymusdrüse als Bremser der biologischen Altersuhr, das Spurenelement wird darüber hinaus auch für alle anderen »jungen« Stoffwechselmechanismen gebraucht (z. B. sexueller Hormonregelkreis, Bindegewebe bzw. Kollagen, Sehkraft). Das Spurenelement Selen ist schließlich der beste Verbündete im Immunsystem gegen Freie Radikale, die eigentlichen Verursacher aller Alterungsprozesse. Diese zerstörerischen Moleküle entstehen überall innerhalb und außerhalb unserer Zellen in unvorstellbaren Mengen, Billionen und Billiarden pro Sekunde. Sie stürzen sich auf alles, was kränklich und nicht mehr widerstandsfähig genug ist, regulieren auf diese Weise seit Jahrmilliarden alles Leben und Sterben auf der Erde. Wo immer sie aber geschützte Zellen oder »junge«, gesunde Moleküle sehen, verhalten sie sich ganz harmlos und neutral. Selen panzert unsere Zellen, damit Freie Radikale sie nicht beschädigen bzw. gar nicht erst lange angreifen. Als bedeutender Faktor des Immunsystems ist Selen somit eines der wichtigsten Spurenelemente im Körper älterer und alter Menschen.

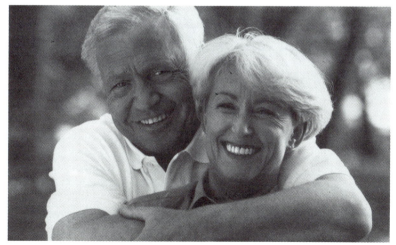

*Starke Knochen, starkes Bindegewebe und eine erfüllte Sexualität sind auch für ältere Menschen möglich – wenn sie den erhöhten Mineralstoffbedarf ihres Körpers decken.*

# Register

## A
Adenosinmonophosphat, zyklisches (cAMP) 19, 34, 76f.
Adenosintriphosphat (ATP) 24f., 94
Adrenalin 34, 50, 69f., 95
Alkohol 82, 142, 154, 157
Aluminium 26f., 104, 123
Alte Menschen 142, 183
Altern 88, 142, 160, 167
Aminosäuren 30, 47, 56, 85
Anämie 54, 93, 97
Antimon 133f.
Arsen 117ff., 164
Arteriosklerose 41, 104, 165
Atome 149f.
Augen 88, 138

## B
Barium 134
Bauchspeicheldrüse 65f., 71
Beryllium 129f.
Beta-Endorphine 65
Bierhefe 138, 144f., 171, 174
Bindegewebe 119
Biostoffe 9, 36, 64, 93, 95
Bismut 130f.
Blei 97, 122, 166
Blutbild 59, 157
Blutdruck 39
Blutplasma 41
Blutserum 15f., 116
Blutzuckerspiegel 79f., 82
Boron 20, 108ff., 139, 142
Brom 131
Bronchitis 115f.

## C
Cadmium 90, 97, 124
Chelattherapie 162ff.
Chlor 8, 12, 45f.
Cholesterin 28, 77, 165
Chrom 8, 59, 79ff., 145
Coenzyme 160, 167
Cortisol 65, 108, 156

## D
Darm 46, 80, 149, 155
Diabetes 79, 81
Dopamin 69

## E
Eisen 8, 26, 53ff., 93f., 102
Eiweiß 46, 75, 94
Eiweißstoffwechsel 34, 36
Elektron 149, 160
Elastin 140
Enzyme 8, 58, 64, 66, 94, 160f.

## F
Fettstoffwechsel 34, 50
Fluoride 20, 98ff., 139
Freie Radikale 50, 64, 74f., 88, 137, 143, 171, 185

## G
Galle 135
Gehirn 44, 92, 114, 145, 151
Gelenke 49, 119, 143
Germanium 134
Giftstoffe 167
Glukose 34, 44, 81, 145

## H
Haare 117, 119, 137
Hämoglobin 53f., 160, 165, 171
Happy-Macher 28, 58, 69, 95
Haut 65, 103ff., 117, 137
Herz 36, 66
Hirnanhangsdrüse 65f., 146
Hormone 8, 15, 64, 113, 119
Hypothalamus 74

## I
Infektionen 84, 169
Immunsystem 88
Ionen 21f., 28, 149ff.

## J
Jod 30, 72ff.
Jugend 43

## K
Kalium 8, 12, 22, 37, 39, 41ff.
Kalzium 8, 10, 12ff., 27, 100, 110, 138, 184
Kantinenessen (Fast food) 84
Karies → Fluoride
Kieferknochen
 → Osteoporose
Kinder 122, 180
Knochen 13, 20f., 24, 34, 98, 108, 142
Kobalt 101, 163
Kohlenhydrate 18, 157
Kohlenhydratstoffwechsel 34
Kohlenstoff 9, 31
Kollagen 51, 94, 137, 140
Konzentrationsfähigkeit 145
Körpergewicht 140
Körperzellen 8, 24

Kreislauf 143
Kupfer 8, 10, 20, 59, 69, 91ff., 107, 137

## L
Leber 55, 66, 92, 97
Lithium 120f.
Libido 64, 146, 182
Lymphsystem 105

## M
Magen 149, 153
Magensäure 46, 153
Magnesium 8, 12, 22, 26f., 30ff., 108f.
Mangan 20, 22, 59, 66ff., 143
Melasse 92, 107, 138, 144, 171, 175
Menopause 19, 109, 181
Milz 55, 108
Mitochondrien 66, 88, 94, 161
Molybdän 106ff., 139, 174
Molekül 140
Monatsregel/Menstruation/ Monatsblutung 54
Muskeln 8, 34, 141

## N
Nägel 117, 119, 139
Natrium 8, 12, 22, 37ff.
Natrium-Kalium-Pumpe 39, 150
Nerven 95, 151
Nervöse Störungen 122, 129
Nervenreizstoff 22, 34, 97, 146, 151
Nervensystem 95, 114, 144
Nickel 111ff.
Nieren 33, 66, 92, 157ff.
Noradrenalin 34, 58, 69, 95

## O
Östrogen 109f., 146, 156
Osteoporose 14, 98, 100, 181

## P
Pepsin 154
Phosphor 8, 10, 12, 23ff., 108
Photosynthese 31, 53, 68
Protein 21, 111, 160
Psyche/Seele 24
Psychose 120

## Q
Quecksilber 90, 97, 128

## R
Ribosomen 41, 168
Regelblutung 54, 182
Rubidium 133f.

## S
Salz 38, 158
Sauerstoff 53
Schilddrüse 67, 72ff., 108
Schlaf 43, 65, 80
Schlankheit 182
Schwefel 8, 10, 12, 47ff., 85
Selen 50, 59, 85ff., 117, 137f., 170f., 185
Sexualität 146, 182
Silber 90
Silizium 20, 103ff., 137
Sonne 19, 96
Sport 84, 165
Stickstoff 9
Stimmungen 21, 69
Stoffwechsel 9, 54, 68, 84, 121, 126, 144, 149

Streß 36, 158
Strontium 131ff.
Stützgewebe 140

## T
Tellur 133f.
Titan 134

## U
Umweltverschmutzung, Pestizide, Ackerböden 86ff.

## V
Vanadium 10, 114ff., 139
Vegetarier 47, 49, 63
Verdauung 144, 158
Vitamine 47, 67, 146, 163

## W
Wachstum 122, 124, 180f.
Wasserstoff 9
Weizenkeim 141, 176
Wismut → Bismut

## Z
Zähne 13, 139
Zellen 43, 64, 69
Zellkern 69, 81, 88, 113, 163
Zellvorgänge 151f.
Zink 10, 20, 51, 59ff., 92f., 97, 124, 137, 139, 167f., 184
Zinn 126, 128
Zirkonium 134f.
Zucker 56

# Kleines Medizinlexikon

## A

**ABSORPTION**
Aufnahme von Nährstoffen durch die Darmschleimhaut

**ABSZESS**
Eiteransammlung

**ACHLORHYDRIE**
Magensäuremangel

**ACTH**
Adrenocorticotropes Hormon (Abk.), Weckhormon

**ADIPOSITAS**
Fettleibigkeit

**ADRENALIN**
Erregendes Hormon des Nebennierenmarks

**ALBUMIN**
Eiweißkörper im Blut

**ALLERGIE**
Überempfindlichkeitsreaktion

**AMINOSÄUREN**
Eiweißbausteine

**ANGINA PECTORIS**
Schmerzempfindung im Herzbereich

**ANTIHISTAMINIKA**
Wirkstoffe gegen Histamin

**AORTA**
Hauptschlagader

**ARTERIE**
Blutgefäß, das vom Herzen wegführt

**ARTERIOLE**
Kleinste Arterie

**ARTHRITIS**
Gelenkentzündung

**ASCORBINSÄURE**
Vitamin C

**AVITAMINOSE**
Vitaminmangel

**AZIDOSE**
Erhöhter Säurewert in Gewebe und Blut

## B

**BAKTERIEN**
Einzellige Kleinstlebewesen

**BARBITURATE**
Beruhigungs- und Schlafmittel

**BINDEGEWEBE**
Festes, elastisches Stützgewebe im Körper

**BIOCHEMIE**
Lehre von chemischen Vorgängen in der Natur

**BLUTPLASMA**
Flüssiger Teil des Blutes

**BRONCHIEN**
Hauptäste der Luftröhre in der Lunge bis ca. ein Millimeter Durchmesser

## C

**CHLOROPHYLL**
Grüner Pflanzenfarbstoff

**CHOLESTERIN**
Fettähnliche Substanz in Blut und Körperzellen

**CHROMOSOMEN**
Bestandteile des Zellkerns, Träger der genetischen Erbinformation

## D

**DERMATITIS**
Hautentzündung

**DESOXYRIBO-NUKLEINSÄURE (DNA)**
Eiweißbaustein im Zellkern

**DIABETES MELLITUS**
Zuckerkrankheit

**DIAGNOSE**
Untersuchung, Krankheitserkennung

**DIÄT**
Spezielle Ernährungsweise

## E

**EKZEM**
Hautkrankheit

*ENZYM*
  Eiweißkörper, löst im Stoffwechsel chemische Reaktionen aus
*EPIDERMIS*
  Oberste Hautschicht
*ERYTHROZYTEN*
  Rote Blutkörperchen

# F

*FIBRIN*
  Blutgerinnungssubstanz
*FOLSÄURE*
  B-Vitamin, wichtig für die Blutbildung
*FOVEA*
  Stelle des schärfsten Sehens im Auge

# G

*GEN*
  Erbeinheit auf Chromosomen im Zellkern
*GERONTOLOGE*
  Altersforscher
*GINGIVITIS*
  Zahnfleischentzündung
*GLOBULIN*
  Eiweißstoff in Blut oder Gewebe
*GLUCOCORTICOIDE*
  Gruppe von Steroidhormonen (Cortisol) aus der Nebennierenrinde

*GLUKOSE*
  Traubenzucker, kleinste Einheit der Kohlenhydrate
*GLUTAMINSÄURE*
  Aminosäure, Eiweißbaustein, spielt im Hirnstoffwechsel eine Rolle
*GLYKOGEN*
  Speicheglukose in Muskeln, Leber und Blut
*GLYZERIN*
  Bestandteil der Triglyzeride (Fettmoleküle)
*GONADEN*
  Keimdrüsen (Hoden, Eierstöcke)

# H

*HÄMATOM*
  Bluterguß
*HÄMOGLOBIN*
  Roter Blutfarbstoff
*HÄMORRHOIDEN*
  Erweiterung von Blutgefäßen des Afters
*HARNSÄURE*
  Abbauprodukt der Nukleinsäuren
*HISTAMIN*
  Biogenes Amin (aus der Aminosäure Histidin), spielt bei Entzündungen und Allergien eine Rolle
*HISTIDIN*
  Aminosäure, Eiweißbaustein

*HORMON*
  Potenter, körpereigener Wirkstoff, der von Drüsen abgesondert wird
*HYPOGLYKÄMIE*
  Zu niedriger Blutzuckerspiegel, führt zu Müdigkeit, Nervenschwäche
*HYPOPHYSE*
  Hirnanhangsdrüse, Produzent wichtiger Hormone
*HYPOTHALAMUS*
  Wichtige Hormondrüse im Zwischenhirn
*HYPOTHYREOSE*
  Unterfunktion der Schilddrüse
*HYPOTONIE*
  Niedriger Blutdruck

# I

*IMMUNSYSTEM*
  Körpereigenes Schutzsystem gegen Krankheitserreger
*IMPOTENZ*
  Unfähigkeit des Mannes zum Geschlechtsverkehr, Zeugungsschwäche
*INFEKTION*
  Ansteckung, Eindringen und Vermehrung von Krankheitserregern im Körper

**INOSITOL**
B-Vitamin, wichtig für Gehirn und Nerven

**INSULIN**
Hormon der Bauchspeicheldrüse, wichtig für die Verwertung von Kohlenhydraten

**ISCHIAS**
Schmerzhafte Entzündung des Ischiasnervs

# J

**JEJUNUM**
Teil des Dünndarms

# K

**KALORIE**
Maßeinheit für den Brennwert von Nährstoffen

**KALZIUM**
Mineralstoff, wichtig für Knochen und Zähne

**KAPILLAREN**
Kleinste Blutgefäße

**KARIES**
Zahnverfall

**KATARAKT**
Grauer Star, Trübung der Augenlinse

**KATARRH**
Entzündung der Atemwege

**KERATIN**
Hornstoff, harte Eiweißsubstanz in Haaren, Nägeln und Haut

**KLIMAKTERIUM**
Wechseljahre

**KLITORIS**
Teil des weiblichen Geschlechtsorgans

**KOHLENHYDRATE**
Wichtiger Energiebrennstoff für Körperzellen

**KOLLAGEN**
Gerüsteiweiß im Bindegewebe

**KOLOSTRUM**
Muttermilch der ersten Tage, Vormilch

**KONTRAZEPTION**
Empfängnisverhütung

**KORTISON**
Hormon der Nebennierenrinde

# L

**LAXATIVUM**
Abführmittel

**LEUCIN**
Aminosäure (Eiweißbaustein), wichtig für Muskelbau

**LEUKÄMIE**
Blutkrebs

**LIPIDE**
Fettsubstanzen

**LIPOIDE**
Fettähnliche Substanzen

**LUMBAGO**
Hexenschuß

**LYMPHE**
Flüssigkeitssystem, das Zellen und Gewebe umspült

# M

**MASTITIS**
Brustdrüsenentzündung

**MELANOM**
Bösartige Hautgeschwulst

**MENISKUS**
Zwischenknorpel im Kniegelenk

**MENOPAUSE**
Aufhören der Regelblutungen

**METEORISMUS**
Blähbauch mit Blähungen

**MYALGIE**
Muskelschmerzen

**MYKOSE**
Pilzkrankheit

# N

**NEURODERMITIS**
Vorwiegend allergisch bedingte Hautkrankheit, die häufig mit Juckreiz einhergeht

**NEUROLEPTIKA**
Arzneimittel für psychische Krankheiten

*NUKLEUS*
 Zellkern

# O

*OBESITAS*
 Fettleibigkeit
*OBSTIPATION*
 Verstopfung
*ÖDEM*
 Gewebsschwellung durch Wasseransammlung
*OPHTHALMOLOGE*
 Augenspezialist
*ÖSOPHAGUS*
 Speiseröhre
*OSTEOPOROSE*
 Knochenschwund
*ÖSTROGEN*
 Weibliches Geschlechtshormon
*OVARIUM*
 Eierstock

# P

*PANKREAS*
 Bauchspeicheldrüse
*PANTOTHENSÄURE*
 Vitamin der B-Gruppe
*PARODONTOSE*
 Entzündliche Krankheit des Zahnfleisches
*PARATHORMON*
 Hormon der Nebenschilddrüsen (wichtig für den Kalzium-Stoffwechsel)

*PERIOST*
 Knochenhaut

# R

*REKTUM*
 Mastdarm

# S

*SEBORRHOE*
 Übermäßige Talgabsonderung, häufig im Haarboden
*SEDATIVUM*
 Beruhigungsmittel
*STRUMA*
 Kropf
*SYNDROM*
 Krankheitsbild
*SYNOVIALFLÜSSIGKEIT*
 Gelenkschmiere

# T

*TESTOSTERON*
 Männliches Sexualhormon
*THROMBOSE*
 Blutgerinnsel
*THYMUSDRÜSE*
 Hinter dem Brustbein liegende Drüse, »Hauptquartier« des Immunsystems
*TONSILLITIS*
 Mandelentzündung
*TOXISCH*
 Giftig

*TRANQUILIZER*
 Beruhigungsmittel mit angstlösender Komponente

# U

*ULCUS CRURIS*
 Unterschenkelgeschwür
*URETHRA*
 Harnröhre
*UTERUS*
 Gebärmutter

# V

*VAGUS*
 Mächtiger Nervenstrang, der u. a. Verdauungsorgane versorgt
*VARIZEN*
 Krampfadern

# Z

*ZERUMEN*
 Ohrenschmalz
*ZIRRHOSE*
 Organschädigung (speziell: Leber)
*ZYTOPLASMA*
 Zellinneres
*ZYTOSTATIKA*
 Wachstumshemmende Arzneimittel, z. B. für die Krebsbekämpfung

## Bildnachweis

Bildarchiv Michler: 23; Das Fotoarchiv: 31 (Eva Brandecker), 55, 105, 127 (Oswald Baumeister), 96 (Bernd Euler), 89, 120, 145 (Henning Christoph), 103 (Wolfgang Eichler), 123 (Dirk Eisermann); IFA-Bilderteam: 9, 41 (AGE), 20 (PRO), 37 (Nacivet), 65 (Comnet), 70 (ICS), 78 (Selma), 109, 183 (West Stock), 112, 181 (Mondadori), 125 (Bail & Spiegel), 177 (B. Mohr); Mauritius: 14 (Superstock), 166 (R. Mayer); Alfred Pasieka: 46, 51, 73, 99, 118, 135; Hans Seidenabel: Frontispiz, 7, 35, 185; USA Sonnenblumenkerne: 175; Tony Stone: 48 (James Darell), 76 (David Steward), 84 (Simon Yeo), 87 (Andy Sacks), Titelbild (U1), 91 (Peter Correz), 107 (Laurie Rubin), 115 (Jeremy Walker), 129 (Pat O'Hara), 132 (David Woodfall), 138 (Paul Dance), 142 (TSW), 147, 171 (Rick Rusing)

3. Auflage 1996

© 1995 by Südwest Verlag GmbH & Co. KG, München
Alle Rechte vorbehalten
Lektorat:
Michaela Breit/Dr. Alex Klubertanz
Medizinische Fachberatung:
Dr. med. Christiane Lentz
Redaktionsleitung: Josef K. Pöllath
Produktion: Manfred Metzger
Umschlag und Layout:
Heinz Kraxenberger, München
Satz und Litho:
ConceptSatz GmbH, München
Druck und Bindung: Legoprint, Trento
Printed in Italy
Gedruckt auf chlor- und säurearmem Papier
ISBN 3-517-01530-X

## Hinweis

Alle Angaben in diesem Buch beruhen auf dem aktuellen Stand von Wissenschaft und Forschung. Der Leser darf darauf vertrauen, daß alle Hinweise auf Therapien beziehungsweise Dosierungen ebenfalls diesem Stand entsprechen; dies gilt insbesondere auch für alle Anregungen zur Selbstbehandlung. Grundsätzlich sollten jedoch alle Befindlichkeitsstörungen mit einem Arzt besprochen werden, ehe eine Selbstbehandlung vorgenommen wird. Insbesondere sollte abgeklärt werden, daß etwaige vorliegende Beschwerden nicht Symptome von Krankheiten sind, die dringender ärztlicher Behandlung bedürfen. Weil bei jeder Therapie immer die genauen Umstände des Einzelfalls berücksichtigt werden müssen, sollten auch alle in diesem Buch empfohlenen Anwendungen mit dem Arzt besprochen werden. Für den Erfolg beziehungsweise die Richtigkeit der Anwendungen können Autoren, Redaktion und Verlag deshalb keine Gewähr übernehmen.